Smarte Kindergerichte zum schlank werden

Gesunde Familien-Rezepte für den Thermomix. Mit Punkten und Nährwertangaben

Andrea Zimmer

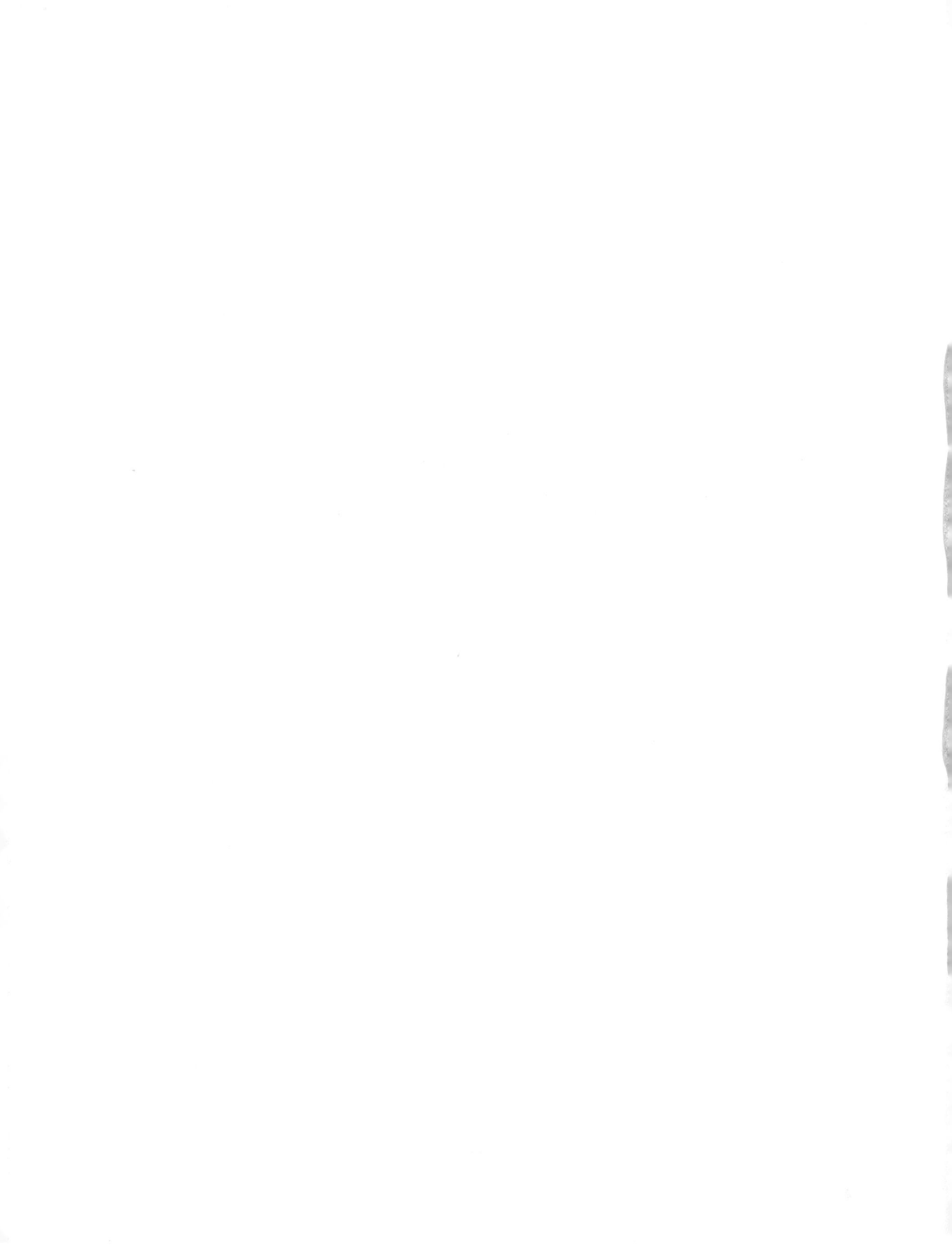

Inhaltsverzeichnis

Einleitung

Kindern leckere und obendrein gesunde Mahlzeiten zu kochen ist keine leichte Aufgabe. Gerichte mit zu viel Gemüse werden oftmals noch nicht einmal probiert, während es Pommes jeden Tag geben könnte! Als Mutter dreier Kinder kenne ich diese Probleme.

Allerdings habe ich im Laufe vieler Jahre, in denen ich bereits mit dem Thermomix für meine Familie koche, einige gesunde Gerichte entdeckt, welche auch meinen Kindern besonders gut schmecken! Die besten Rezepte habe ich nun für Sie zusammengestellt und dabei in verschiedene Kategorien eingeteilt:

Frühstück:
Einfache und gesunde Frühstücksgerichte für einen super Start in den Tag!

Quarkgerichte und Pfannkuchen:
Quarkspeisen und Pfannkuchen mit viel Obst, die bei meinen Kindern besonders beliebt sind. Diese können als Frühstück oder einfach als Snack zwischendurch zubereitet werden!

Suppen und Salate:
Gesunde Gemüsesuppen und ausgefallene Salate, die auch Kindern schmecken. Gut geeignet als Vorspeisen!

Hauptgerichte:
Die meisten Rezepte in diesem Buch sind Hauptgerichte und sind weiter unterteilt in Kartoffel-, Nudel-, Hähnchen- und Fischgerichte, viele Anregungen also für ein nahrhaftes Mittag- oder Abendessen.

Nachspeisen:
Gesunde Eis-Rezepte (die Favoriten meiner Kinder).

Milchreiszauber

ZUTATEN

2 Portionen

- 400 ml Milch, fettarm
- 5 EL Milchreis, ungekocht
- 200 g Magerquark
- Mango und Banane nach Belieben (maximal eine Handvoll)

ZUBEREITUNG

- Milch und Milchreis in den Mixtopf geben.
- Etwas Süßstoff oder Honig dazugeben.
- 30 Minuten auf Stufe 2 bei 100 Grad kochen.
- Das Obst in mundgerechte Stücke schneiden und in eine Schüssel geben.
- Den Milchreis nach dem Kochen über das Obst geben.
- Magerquark unterheben und mit Zimt verfeinern.

Punkte (pro Portion): 11
Nährwerte (pro Portion): 416 kcal, 69 g KH, 23 g EW, 5 g FE

Guten-Morgen-Waffeln

ZUTATEN
8 Portionen

- 1 Apfel
- 1 EL Zitronensaft
- 40 g Butter
- 30 g Honig
- 3 Eier
- 120 g Weizenmehl
- 80 g blütenzarte Haferflocken
- 0,5 TL Backpulver
- 100 g Mineralwasser
- 1 Prise Salz

ZUBEREITUNG

- Den Apfel mit dem Zitronensaft in den Mixtopf geben.
- Für 5 Sekunden auf Stufe 5 zerkleinern und anschließend umfüllen.
- Butter, Honig und eine Prise Salz für 3 Minuten auf Stufe 4 schaumig rühren.
- Die Eier hinzugeben und für 1 Minute auf Stufe 3 unterrühren.
- Mehl, Haferflocken, Backpulver und Mineralwasser in Intervallen auf Stufe 4 mit den anderen Zutaten vermischen.
- Danach den Apfel in den Mixtopf geben und alles noch einmal kurz auf Stufe 3 verrühren.
- Nun den Teig in ein Waffeleisen geben und bis zur gewünschten Bräune backen.

Punkte (pro Portion): 5
Nährwerte (pro Portion): 163 kcal, 21 g KH, 5 g EW, 6 g FE

Hirse- & Obst-Frühstück

ZUTATEN
1 Portion

- 30 g Hirseflocken
- 120 g Äpfel
- 6 Pflaumen, entsteint und halbiert
- 140 g Wasser
- 1 Prise Salz
- 1 TL Honig
- 1 Prise Zimt

Garnierung
- Bananenscheiben
- Apfelstücke
- Pflaumen, halbiert
- Zimt, nach Geschmack

ZUBEREITUNG

- Äpfel in den Mixtopf geben.
- 3 Sekunden auf Stufe 5 zerkleinern.
- Hirse, Pflaumen und das Wasser hinzufügen.
- 10 Minuten bei 100 Grad auf Stufe 1 kochen.
- Salz, Honig und Zimt in den Mixtopf hinzufügen.
- Alles 10 Sekunden auf Stufe 8 pürieren.
- Brei in eine Schale umfüllen.
- 10 Minuten quellen und auskühlen lassen.
- In der Zwischenzeit die Garnierung kleinschneiden.
- Die Garnierung mit Zimt bestreuen.
- Zusammen servieren.

Punkte (pro Portion): 4
Nährwerte (pro Portion): 332 kcal, 74 g KH, 4 g EW, 1 g FE

Dinkel-Bananen-Waffeln

ZUTATEN
2 Portionen

- 160 g Dinkel
- 50 g Buchweizen
- 1 Prise Salz
- 1 Msp. Vanille
- 1 Banane
- 70 g Cashewnüsse
- 220 g Mineralwasser

ZUBEREITUNG

- Dinkel und Buchweizen 1 Minute auf Stufe 10 mahlen.
- Cashewnüsse dazugeben.
- Nochmals 20 Sekunden auf Stufe 10 mahlen.
- Übrige Zutaten hinzugeben.
- 2 Minuten auf Stufe 5 vermischen.
- Ggf. noch zusätzliches Mineralwasser hinzugeben – der Teig sollte zähflüssig sein.
- 30 Minuten ruhen lassen.
- Waffeln backen und servieren.

Punkte (pro Portion): 4
Nährwerte (pro Portion): 613 kcal, 88 g KH, 18 g EW, 19 g FE

Fitness-Porridge

ZUTATEN
1 Portion

- 100 g Äpfel
- 1 Banane
- 70 g Dinkelflocken
- 300 ml Mandelmilch
- 2 TL Zimt
- 1 TL Stevia
- 10 g Rosinen
- 10 g Walnüsse

ZUBEREITUNG

- Mandelmilch in den Mixtopf geben und 7 Minuten auf Stufe 1 bei 100 Grad aufkochen lassen.
- Dinkelflocken dazugeben und 7 Minuten auf Stufe 1 bei 90 Grad weichkochen.
- Rosinen, Nüsse, Zimt, Stevia und Apfel in Stücken in den Mixtopf geben.
- Weitere 3 Minuten auf Stufe 1 im Linkslauf bei 90 Grad köcheln lassen.
- Nach der Kochzeit das Porridge in eine Schüssel geben.
- Mit der zerkleinerten Banane garnieren.

Punkte (pro Portion): 13
Nährwerte (pro Portion): 557 kcal, 103 g KH, 13 g EW, 9 g FE

Erdbeer-Vanille-Smoothie

ZUTATEN
1 Portion

- 150 g Erdbeeren, frisch
- 250 ml Milch, fettarm
- 1 Msp. Vanillezucker

ZUBEREITUNG

- Erdbeeren waschen und das Grün entfernen.
- Die Beeren in den Mixtopf geben.
- 10 Sekunden auf Stufe 10 pürieren.
- Das Mus in ein Glas umfüllen.
- Die Milch in den Mixtopf geben.
- 10 Sekunden auf Stufe 10 aufschäumen.
- Vanillezucker dazugeben.
- Weitere 5 Sekunden auf Stufe 5 verrühren.
- Den Milchschaum über die Erdbeeren gießen.

Punkte (pro Portion): 5
Nährwerte (pro Portion): 179 kcal, 25 g KH, 9 g EW, 4 g FE

Frühstücks-Müsli

ZUTATEN
4 Portionen

Basis
- 200 g Haferflocken
- 350 g Milch
- 50 g Honig

Müsli
- 20 g ganze Mandeln
- 20 g Rosinen
- 70 g TK-Himbeeren
- 1 Apfel
- 1 Nektarine
- 1 Banane
- 50 g Sahne
- Schmand

ZUBEREITUNG

Am Vorabend
- Haferflocken und Honig in eine Schüssel geben und mit Milch bedecken.
- Im Kühlschrank aufbewahren.

Müsli
- Sahne steif schlagen und umfüllen.
- Mandeln 10 Sekunden auf Stufe 10 mahlen und umfüllen.
- Himbeeren, Apfel (geviertelt), Nektarine (geviertelt), Banane (halbiert), Rosinen und Schmand zugeben und 5 Sekunden auf Stufe 5 zerkleinern.
- Sahne, Mandeln und Haferflocken-Milch-Mischung zugeben und 20 Sekunden im Linkslauf unterheben.

Punkte (pro Portion): 9
Nährwerte (pro Portion): 260 kcal, 43 g KH, 10 g EW, 5 g FE

Bananen-Haferflocken-Shake

ZUTATEN
2 Portionen

- 5 Bananen, reif
- 0,7 l Milch
- 1 Handvoll kernige Haferflocken

ZUBEREITUNG

- Alle Zutaten in den Mixtopf geben.
- 6 Sekunden auf Stufe 4 mixen.

Punkte (pro Portion): 12
Nährwerte (pro Portion): 543 kcal, 91 g KH, 20 g EW, 9 g FE

Knuspermüsli

ZUTATEN
20 Portionen

- 250 g kernige Haferflocken
- 200 g Mandeln
- 100 g Haselnusskerne
- 125 g Sesamkörner
- 125 g Sonnenblumenkerne
- 250 g Honig
- 1 EL Öl
- 250 g Rosinen
- 100 ml Wasser

ZUBEREITUNG

- Die Mandeln und Nüsse auf Turbo zerhacken.
- Sesam ohne Fett rösten und dann abkühlen lassen.
- Alle Zutaten außer Öl, Wasser und Rosinen auf Stufe 3 verkneten.
- Zum Schluss das Öl und Wasser auf Stufe 3 unterkneten.
- Die Masse auf einer Fettpfanne im Ofen verteilen.
- 1 Stunde bei 160 Grad backen, dabei immer wieder umrühren, damit das Müsli krümelig wird.
- Abkühlen lassen und die Rosinen untermischen.

Punkte (pro Portion): 10
Nährwerte (pro Portion): 296 kcal, 28 g KH, 8 g EW, 16 g FE

Frühstückstrunk mit Bananen

ZUTATEN
6 Portionen

- 2 Bananen
- 1 EL Zitronensaft
- 100 ml Milch, fettarm
- 1 Flasche Multivitaminsaft
- 20 g Honig

ZUBEREITUNG

- Alle Zutaten in den Mixtopf geben und bei Stufe 8 für 10 Sekunden kräftig mixen.

Punkte (pro Portion): 2
Nährwerte (pro Portion): 67 kcal, 15 g KH, 1 g EW, 0 g FE

Quarkgerichte

Sechskornbrei

ZUTATEN

4 Portionen

- 100 g 6-Kornmischung
- 2 Äpfel
- 2 EL Honig, flüssig
- 2 Becher Quark
- 150 g Joghurt
- 300 ml Wasser

ZUBEREITUNG

- Getreide über Nacht in 300 ml Wasser einweichen.
- Körner im Mixtopf auf Turbo 10 Sekunden zerkleinern.
- Die Äpfel schälen und vierteln.
- Nach und nach Honig und Äpfel bei Stufe 8 für jeweils 10 Sekunden zugeben.
- Quark und Joghurt hinzugeben und auf Stufe 4 für 10 Sekunden durchmischen.

Punkte (pro Portion): 4
Nährwerte (pro Portion): 245 kcal, 36 g KH, 19 g EW, 2 g FE

Frucht-Wichtel

ZUTATEN
4 Portionen

- 500 ml Milch, fettarm
- 1 Päckchen Vanillepuddingpulver
- 20 g Honig
- 1 Päckchen gemahlene Gelatine
- 250 g Quark, Magerstufe
- Obst nach Belieben, z. B. Bananen oder Äpfel

ZUBEREITUNG

- Milch, Vanillepuddingpulver und Honig für 6 Minuten auf Stufe 3 bei 100 Grad kochen.
- Auf 60 Grad abkühlen lassen.
- Gelatine für 2 Minuten auf Stufe 3 einrühren.
- In diese Masse den Quark einrühren.
- In die fertige Masse nach Wunsch Obst einrühren, z. B. Bananen oder Äpfel

Punkte (pro Portion): 4
Nährwerte (pro Portion): 176 kcal, 28 g KH, 14 g EW, 0 g FE

Erdbeerquark

ZUTATEN

1 Portion

- 200 g Quark, Magerstufe
- 200 g Erdbeeren

ZUBEREITUNG

- Erdbeeren waschen und das Grün entfernen.
- 80 g Erdbeeren in den Mixtopf geben und für 10 Sekunden auf Stufe 10 pürieren.
- Die restlichen Erdbeeren klein schneiden.
- Den Quark zu den pürierten Erdbeeren geben und für 10 Sekunden auf Stufe 6 verrühren.
- Alles in eine Schüssel füllen und die klein geschnittenen Erdbeeren hinzugeben.

Punkte (pro Portion): 0
Nährwerte (pro Portion): 271 kcal, 22 g KH, 23 g EW, 10 g FE

Kinder-Lieblingsquark

ZUTATEN

1 Portion

- 50 g TK-Himbeeren
- 1–2 TL Honig
- 100 g Vanillequark

ZUBEREITUNG

- Die TK-Himbeeren auftauen lassen.
- Mit dem Honig in den Mixtopf geben.
- Für 15 Sekunden auf Stufe 10 pürieren.
- Das Himbeerpüree auf den Vanillequark geben und servieren.

Punkte (pro Portion): 5
Nährwerte (pro Portion): 199 kcal, 15 g KH, 10 g EW, 11 g FE

Quarkpuffer

ZUTATEN
4 Portionen

- 500 g Quark, Magerstufe
- 100 ml Milch, fettarm
- 4 Eier
- 1 Prise Salz
- 0,5 TL Backpulver
- 50 g Honig
- 250 g Mehl
- Fett zum Backen

ZUBEREITUNG

- Den Quark, die Milch, die Eier, das Salz, das Backpulver und den Honig in den Mixtopf geben.
- Für 20 Sekunden auf Stufe 4 vermengen.
- Das Mehl hinzugeben und auf Stufe 6 für 30 Sekunden verrühren.
- Fett in einer Pfanne erhitzen.
- Mit einem Esslöffel die kleinen Puffer in die Pfanne geben.
- Bei niedriger Temperatur die Puffer goldbraun backen.
- Die Puffer mit Apfelkompott oder Kirschen servieren.

Punkte (pro Portion): 9
Nährwerte (pro Portion): 393 kcal, 53 g KH, 27 g EW, 7 g FE

Pfannkuchen

Pfannkuchen-Früchte-Spieße

ZUTATEN

4 Portionen

- 150 g Mehl
- 1 Prise Salz
- 3 Eier
- 350 ml Milch, fettarm
- 1 Karambole
- 1 Pfirsich
- 1 Kiwi
- 8 Erdbeeren
- 4 TL Butterschmalz
- 7 EL Orangenmarmelade

ZUBEREITUNG

- Mehl, Salz, Eier und Milch in den Mixtopf geben
- Auf Stufe 4 circa 20 Sekunden verrühren.
- Den Teig für 20 Minuten ruhen lassen.
- Die Früchte waschen und putzen.
- Die Karambole in 8 Scheiben schneiden, genauso wie die geschälte Kiwi.
- Das Grün der Erdbeeren entfernen.
- Den Pfirsich halbieren, entsteinen und auch in 8 Scheiben schneiden.
- Das Butterschmalz in einer Pfanne erhitzen und nach und nach die Pfannkuchen backen.
- Die fertigen Pfannkuchen sofort mit der Marmelade bestreichen und aufrollen.
- Die Pfannkuchen in 2 cm breite Stücke schneiden
- Abwechselnd mit den Früchten auf Holzspieße stecken.

Punkte (pro Portion): 12
Nährwerte (pro Portion): 341 kcal, 50 g KH, 11 g EW, 10 g FE

Apfelpfannkuchen mit O-Saft

ZUTATEN
4 Portionen

- 4 Eier
- 250 ml Orangensaft
- 200 g Wasser
- 250 g Mehl
- 4 Äpfel
- Zimt und Zucker zum Bestreuen
- Fett zum Backen

ZUBEREITUNG

- Alle Zutaten bis auf die Äpfel in den Mixtopf geben.
- 20 Sekunden auf Stufe 4 verrühren.
- Den Teig eine halbe Stunde quellen lassen.
- Die Äpfel schälen, das Kerngehäuse ausstechen und die Äpfel in dünne Scheiben schneiden.
- In einer Pfanne Fett erhitzen, eine Kelle mit Teig hineingeben und in den Teig Apfelscheiben legen.
- Von beiden Seiten kurz braten.
- Die fertigen Pfannkuchen mit Zimt und Zucker bestreuen.

Punkte (pro Portion): 2
Nährwerte (pro Portion): 338 kcal, 55 g KH, 12 g EW, 7 g FE

Suppen

Brokkoli-Cremesuppe

ZUTATEN

4 Portionen

- 1 Zwiebel
- 40 g Butter
- 500 g Brokkoli
- 700 g Wasser
- 30 g Mehl
- 2,5 TL gekörnte Gemüsebrühe
- 1 Prise Pfeffer
- 100 g Sahne
- 100 g Crème fraîche
- 3 Knoblauchzehen

ZUBEREITUNG

- Zwiebel und Knoblauch in den Mixtopf geben und 3 Sekunden auf Stufe 5 zerkleinern.
- Butter hinzugeben und für 4 Minuten bei 100 Grad auf Stufe 2 andünsten.
- Geputzten Brokkoli mit Stiel zugeben und für 5 Sekunden auf Stufe 6 zerhacken.
- Anschließend erneut 4 Minuten bei 100 Grad auf Stufe 2 andünsten.
- Wasser, Mehl, Gemüsebrühe und Pfeffer hinzugeben und alles für 15 Minuten bei 100 Grad auf Stufe 4 garen.
- Anschließend für 30 Sekunden auf Stufe 8 pürieren.
- Zum Schluss Sahne und Crème fraîche zugeben und für 5 Minuten bei 90 Grad auf Stufe 1 fertig garen.

Punkte (pro Portion): 4
Nährwerte (pro Portion): 236 kcal, 10 g KH, 3 g EW, 20 g FE

Gemüsesuppe

ZUTATEN
4 Portionen

- 1 Zwiebel
- 1 Knoblauchzehe
- 1 gestr. TL rote Currypaste
- 10 g Kokosöl
- 750 g Wasser
- 1 EL gekörnte Gemüsebrühe
- 1 gestr. TL Salz
- 1 Prise Pfeffer
- 250 g gemischtes, schnell garendes Gemüse
- (z. B. Champignonscheiben, Zucchinischeiben, Paprikastreifen, kleine Brokkoliröschen, Fenchel, Frühlingszwiebeln, Zuckerschoten)
- 80 g Kräuterfrischkäse
- 1 halbe Banane
- 1 geh. TL Preiselbeeren

ZUBEREITUNG

- Zwiebel und Knoblauchzehe 5 Sekunden auf Stufe 5 zerkleinern.
- 1 TL Currypaste und Kokosöl dazugeben, dann 2 Minuten auf Varoma-Stufe 1 dünsten.
- Gemüse 7 Sekunden auf Stufe 6 grob zerkleinern.
- Wasser, Gemüsebrühe, Salz und Pfeffer hinzugeben und den Varomaboden einlegen.
- Schnell garendes Gemüse 15 Minuten im Varoma auf Stufe 1 garen.
- Kräuterfrischkäse und halbe Banane hinzugeben und 30 Sekunden auf Stufe 10 pürieren.

Punkte (pro Portion): 2
Nährwerte (pro Portion): 136 kcal, 12 g KH, 5 g EW, 7 g FE

Kartoffel-Möhren-Suppe

ZUTATEN
2 Portionen

- 150 g Kartoffeln
- 50 g Möhren
- 50 g Fenchel
- 0,5 l Gemüsebrühe
- 2 EL Haferflocken, extra zart
- 1 EL gehackte Petersilie
- Kräutersalz nach Belieben

ZUBEREITUNG

- Kartoffeln, Möhren und Fenchel waschen und schälen.
- Im Mixtopf auf Stufe 4 zerkleinern.
- Die Brühe über das Gemüse geben.
- Alles bei 100 Grad für 20 Minuten kochen.
- Nach 20 Minuten die Haferflocken und die Petersilie hinzugeben.
- Auf Stufe 8 pürieren.
- Zum Schluss mit Kräutersalz abschmecken.

Punkte (pro Portion): 3
Nährwerte (pro Portion): 111 kcal, 21 g KH, 4 g EW, 1 g FE

Kürbissuppe

ZUTATEN
4 Portionen

- 150 g Sahne, mind. 30 % Fett, gekühlt
- 50 g Schalotten, halbiert
- 30 g Olivenöl
- 500 g Tomaten
- 500 g Butternusskürbis, geschält, entkernt, in 2 cm großen Würfeln
- 2 TL Kräuter nach Wahl, getrocknet
- 1 Würfel Gemüsebrühe für 0,5 l Wasser
- 600 g Wasser
- 0,5 TL Salz
- Salz und Pfeffer zum Abschmecken
- 4 Stängel Basilikum

ZUBEREITUNG

- Zuerst die Sahne auf Stufe 3 schlagen, bis sie steif ist, und in einem anderen Behälter kalt stellen.
- Die Schalotten auf Stufe 5 für 5 Sekunden mixen, nach unten schieben, Öl hinzugeben und auf Stufe 1 für 3 Minuten bei 120 Grad dünsten.
- Kräuter, Kürbisstücke, Wasser, Gemüsebrühe und Salz dazugeben.
- Die Tomaten in den Varoma geben und alles 12 Minuten auf Stufe 1 garen, danach den Varoma abnehmen, die Tomaten abschrecken, häuten, vierteln und den Stielansatz entfernen.
- Den Mixtopfdeckel einsetzen, um die Kürbismischung weitere 8 Minuten bei 100 Grad auf Stufe 1 zu kochen. Vor dem Pürieren die Tomaten dazugeben und alles noch einmal auf Stufe 1 bei 90 Grad für 3 Minuten kochen.
- Beim Pürieren von Stufe 6 bis 8 steigern, bis die Suppe cremig ist, mit Salz und Pfeffer abschmecken und mit Sahne und Basilikum anrichten.

Punkte (pro Portion): 8
Nährwerte (pro Portion): 262 kcal, 11 g KH, 4 g EW, 20 g FE

Kartoffelsuppe mit Süßkartoffeln

ZUTATEN

Für 4 Portionen

- 150 g Zwiebeln, halbiert
- 40 g Butter
- 500 g Kartoffeln, vorwiegend festkochend, geschält, in 2 cm großen Würfeln
- 900 g Wasser
- 2 geh. TL Gewürzpaste für Gemüsebrühe, selbst gemacht, oder 1 Würfel Gemüsebrühe für 0,5 l Wasser
- 50 g Sahne
- 2 Lorbeerblätter, mehrfach eingeschnitten
- 5 Stängel Majoran, 3 davon abgezupft und gehackt
- 300 g Süßkartoffel, geschält und gewürfelt
- 10 g Öl
- 3 Prisen Salz
- 2 Prisen Pfeffer
- Salz und Pfeffer zum Abschmecken der Süßkartoffeln
- 1 Prise Chiliflocken
- 3 Prisen Muskatnuss, frisch gerieben

ZUBEREITUNG

- Zunächst die Zwiebel 5 Sekunden auf Stufe 5 zerkleinern und nach unten schieben.
- Die Hälfte der Butter hinzufügen, 3 Minuten auf Varoma-Stufe 1 dünsten und schließlich alle Zutaten außer den Süßkartoffeln, der restlichen Butter und dem Öl 30 Minuten auf Stufe 1 bei 100 Grad köcheln lassen.
- In einer Pfanne die Süßkartoffeln in Butter und Öl 10 bis 12 Minuten gut anbraten.
- Vor dem Pürieren Majoran und Lorbeer aus der Suppe nehmen und die Suppe 30 Sekunden auf Stufe 5 bis 10 cremig pürieren.
- Die Süßkartoffelwürfel mit Majoran, Salz und Pfeffer würzen und in die Suppe geben.

Punkte (pro Portion): 12
Nährwerte (pro Portion): 312 kcal, 37 g KH, 3 g EW, 19 g FE

Pizzasuppe

ZUTATEN
6 Portionen

- 2 kleine Zwiebeln, halbiert
- 30 g natives Olivenöl extra
- 500 g gemischtes Hackfleisch
- 100 g Champignons, geviertelt
- 2 rote Paprikaschoten, in mundgerechten Stücken
- 150 g Mais
- 75 g Wasser
- 1 TL Gemüse-Gewürzpaste
- 1 TL Salz
- 0,5 TL schwarzer Pfeffer, frisch gemahlen
- 200 g Rama Cremefine
- 500 g passierte Tomaten
- 200 g Schmelzkäse, leicht
- Blättchen von 2 Zweigen Thymian
- Blättchen von einem halben Bund Oregano, zzgl. Oregano zum Garnieren

ZUTATEN

- Zunächst die Zwiebel 4 Sekunden auf Stufe 6 zerkleinern, nach unten schieben, Öl dazugeben und bei 100 Grad 2 Minuten auf Stufe 2 andünsten.
- Danach gemeinsam mit dem Fleisch noch einmal für 5 Minuten bei 120 Grad im Varoma auf Stufe 2 dünsten, auf 100 Grad herunterschalten und das restliche Gemüse bis auf die Tomaten im Linkslauf anrösten.
- Wenn die restlichen Zutaten inklusive des Wassers im Topf sind, für 10 Minuten bei 100 Grad im Linkslauf auf Stufe 2 kochen lassen.
- Mit Oregano servieren.

Punkte (pro Portion): 11
Nährwerte (pro Portion): 507 kcal, 37 g KH, 24 g EW, 19 g FE

Blumenkohl-Cremesuppe

ZUTATEN
4 Portionen

- 1 Zwiebel, halbiert
- 1 Knoblauchzehe
- 1,5 EL Butter, weich
- 300 g Blumenkohl, in kleinen Röschen
- 100 g Kartoffeln, festkochend, in 1 cm großen Stücken
- 700 g Gemüsebrühe
- 150 g Sahne
- 120 g Brokkoli, in Röschen
- 1 TL Salz
- 4 Prisen Pfeffer
- 1 Prise Cayennepfeffer
- 1 Bio-Zitrone, davon 1 Streifen Schale (1 x 4 cm) dünn abgeschält, 1 EL Saft ausgepresst
- 8 Stängel Kerbel, abgezupft

ZUBEREITUNG

- Zuerst Zwiebel und Knoblauch 5 Sekunden auf Stufe 5 zerkleinern, nach unten schieben, in der Butter ohne Messbecher für 4 Minuten auf Varoma-Stufe 1 garen.
- Weitere 4 Minuten mit dem Blumenkohl und den Kartoffeln dünsten und schließlich Sahne und Brühe dazugeben.
- Den Brokkoli im Varoma 20 Minuten auf Stufe 1 bei 100 Grad garen und beiseitestellen.
- Nun Salz, Pfeffer, Cayennepfeffer, Zitronenschale und -saft zur Suppe geben, um sie auf Stufe 5–9 cremig zu pürieren.
- Zum Schluss mit Brokkoli und Kerbel garnieren.

Punkte (pro Portion): 10
Nährwerte (pro Portion): 218 kcal, 9 g KH, 5 g EW, 16 g FE

Tomatensuppe

ZUTATEN
4 Portionen

- 1 Zwiebel
- 1 Knoblauchzehe
- 30 g Olivenöl
- 500 g Tomaten, halbiert, Strunk entfernt
- 400 g Gemüsebrühe
- 0,5 TL Pfeffer
- 1,5 TL getrockneter Majoran
- 0,5 TL getrockneter Thymian
- 1 Prise Zucker

ZUBEREITUNG

- Zuerst die Zwiebel und den Knoblauch 3 Sekunden auf Stufe 5 zerkleinern, nach unten schieben, Öl dazugeben und 3 Minuten auf Stufe 1 bei 120 Grad dünsten.
- Dann die halbierten Tomaten 7 Sekunden auf Stufe 4 im Mixtopf zerkleinern und die restlichen Zutaten für 20 Minuten auf Stufe 1 bei 100 Grad im Mixtopf kochen.
- Zum Schluss auf Stufe 4–9 cremig pürieren.

Punkte (pro Portion): 2
Nährwerte (pro Portion): 109 kcal, 8 g KH, 2 g EW, 7 g FE

Linsensuppe

ZUTATEN
5 Portionen

- 4 Stängel Minze, abgezupft, zzgl. Minze zum Garnieren
- 150 g Sahnejoghurt
- 7 Prisen Salz
- 4 Prisen Pfeffer
- 1 Zwiebel, halbiert
- 15 g Ingwer, frisch, in dünnen Scheiben
- 20 g Olivenöl
- 150 g Wasser, kochend heiß
- 100 g rote Linsen
- 1 Dose Kokosmilch, 400 g
- 1 Dose Tomaten, stückig, 400 g
- 1 geh. TL Gewürzpaste für Gemüsebrühe, selbst gemacht, oder 1 Würfel Gemüsebrühe für 0,5 l Wasser
- 2 Prisen Chiliflocken
- 2 TL Zitronensaft

ZUBEREITUNG

- Zunächst die Minze für 5 Sekunden auf Stufe 6 im Mixtopf zerkleinern und in ein Gefäß umfüllen, dann Joghurt, 1 Prise Salz und 1 Prise Pfeffer hinzufügen und gut unterrühren.
- Die Zwiebel und den Ingwer auf Stufe 6 für 5 Sekunden zerkleinern, nach unten schieben, Öl hinzugeben und 3 Minuten auf Stufe 1 bei 120 Grad dünsten.
- Die restlichen Zutaten bis auf den Zitronensaft dazugeben und alles bei 100 Grad 15 Minuten lang im Linkslauf auf Stufe 1 köcheln lassen.
- Zum Schluss mit Zitronensaft abschmecken und mit dem Joghurt und den Minzblättern garniert anrichten.

Punkte (pro Portion): 12
Nährwerte (pro Portion): 291 kcal, 7 g KH, 8 g EW, 21 g FE

Hühnersuppe

ZUTATEN

4 Portionen

- 800 ml Wasser
- 2 Hähnchenschenkel
- 330 g Suppengemüse, TK
- 130 g Nudeln (Sternchen)
- 1,5 TL gekörnte Gemüsebrühe

ZUBEREITUNG

- Die Brühe und das Wasser zusammen in den Mixtopf füllen und die Hähnchenschenkel kalt abwaschen, im Gelenk teilen, den dicken Teil in den Garkorb legen und den Rest in den Varoma. Dann alles für 30 Minuten auf Stufe 1 garen.
- Das Fleisch von den kleinen Teilen im Varoma ablösen, sobald das Ende der Garzeit erreicht ist. Dann den Garkorb mit den dicken Teilen herausheben. Auch davon das Fleisch ablösen, nach Geschmack würzen und im Backofen bei 200 Grad mit Umluft-Grill braten, bis die Suppe fertig ist.
- Nun das abgelöste Fleisch und das TK-Gemüse zu der Brühe in den TM geben und 20 Minuten auf Varoma-Stufe 1 kochen. Zum Schluss die Nudeln dazugeben und für 7 Minuten bei 100 Grad im Linkslauf sanft rühren.
- Ich fülle den TM noch bis zum Rand mit heißem Wasser auf und schmecke mit Gemüsebrühe ab.

Punkte (pro Portion): 5
Nährwerte (pro Portion): 319 kcal, 21 g KH, 24 g EW, 14 g FE

Salate

Brotsalat

ZUTATEN

6 Portionen

- 6 Scheiben Brot
- 50 g Olivenöl
- 2 Knoblauchzehen
- 1 Zwiebel
- 1 rote Paprika
- 40 g Tomaten
- 1 Salatgurke
- 30 g Balsamicoessig
- 1 Bund Petersilie
- 1 Bund Basilikum
- 1 TL Salz

ZUBEREITUNG

- Brotscheiben in Würfel schneiden.
- Bei 180 Grad im Ofen trocknen.
- Petersilie für 6 Sekunden auf Stufe 4 zerkleinern und in eine Schale umfüllen.
- Zwiebel halbieren und mit den Knoblauchzehen auf Stufe 4 für 5 Sekunden zerkleinern, mit dem Schaber nach unten schieben.
- Öl dazu und dann 3 Minuten bei 100 Grad auf Stufe 2,5 andünsten.
- Die Gurke, Paprika und die Tomaten in Würfel schneiden und zusammen mit dem Balsamicoessig und Salz in den Mixtopf und für 8 Sekunden auf Stufe 6 verrühren.
- Die Petersilie zugeben und alles abschmecken.
- Vor dem Servieren mit den gerösteten Brotwürfeln vermengen und Basilikumblätter drüberstreuen.

Punkte (pro Portion): 6
Nährwerte (pro Portion): 208 kcal, 24 g KH, 6 g EW, 9 g FE

Apfelsalat mit Datteln

ZUTATEN
4 Portionen

- 100 g Orangensaft
- 1 halbe Zitrone, Saft davon
- 150 g Joghurt

- 5 Äpfel, geschält und geviertelt
- 100 g Datteln

ZUBEREITUNG

- Den Orangensaft, den Saft einer halben Zitrone, den Joghurt und die 5 geschälten und geviertelten Äpfel in den Mixtopf geben und auf Stufe 4 zerkleinern.
- 100 g Datteln entkernen und in feine Würfel schneiden.
- Diese werden nun unter den fertigen Salat gegeben.
- Alles für eine Stunde im Kühlschrank durchziehen lassen.

Punkte (pro Portion): 1
Nährwerte (pro Portion): 160 kcal, 35 g KH, 3 g EW, 1 g FE

Möhrensalat mit Joghurt

ZUTATEN
8 Portionen

- 800 g Möhren
- 0,5 TL Salz
- 1 Prise Pfeffer
- 10 g Apfelessig

- 10 g Zitronensaft
- 20 g Olivenöl
- 150 g Naturjoghurt
- 1 EL gehackte Petersilie

ZUBEREITUNG

- Die Möhren in grobe Stücke schneiden, mit allen anderen Zutaten außer der Petersilie in den Mixtopf geben und für 6 Sekunden auf Stufe 5 mixen.
- Dann alles mit dem Spatel nach unten schieben, die Petersilie hinzugeben und nochmal für 4 Sekunden auf Stufe 5 mixen.

Punkte (pro Portion): 1
Nährwerte (pro Portion): 62 kcal, 8 g KH, 2 g EW, 2 g FE

Nudel-Gemüse-Salat

ZUTATEN
6 Portionen

- 50 g Olivenöl
- 1 halber Bund Petersilie, ohne Stiele
- 2 Knoblauchzehen
- 250 g Schmand
- 1,5 TL Salz
- 1 Prise Pfeffer
- 1000 g Wasser
- 200 g Nudeln

- 100 g Käse (z. B. Gouda, Emmentaler), light
- 150 g Möhren, in Stücken
- 100 g Weißkohl, in Stücken
- 80 g Paprika, in Stücken
- 100 g Schinken
- 15 g Essig oder Zitronensaft
- 1 TL Zucker

ZUBEREITUNG

- Zuerst das Öl einwiegen, indem man es in einem Gefäß auf den Mixtopfdeckel stellt.
- Dann Petersilie und Knoblauch 3 Sekunden lang auf Stufe 8 im Mixtopf hacken, nach unten schieben und gemeinsam mit Schmand, 0,5 TL Salz und Pfeffer auf Stufe 2 für 6 Sekunden verrühren.
- Auf Stufe 3 zurückstellen und das Olivenöl in einem schmalen Strahl am Messbecher vorbei auf das laufende Messer träufeln lassen.
- Die Soße in ein Gefäß geben und den Mixtopf abspülen, Wasser mit restlichem Salz aufkochen, die Nudeln darin kochen, in eine Schüssel füllen und die Soße darüber geben.
- Dann den Käse im erneut ausgespülten Mixtopf 5 Sekunden lang auf Stufe 8 hacken, die restlichen Zutaten hinzufügen und auf Stufe 5 für 5 Sekunden klein hacken.
- Zum Schluss mit den Nudeln mischen und mit Kräutern garnieren.

Punkte (pro Portion): 11
Nährwerte (pro Portion): 283 kcal, 20 g KH, 10 g EW, 17 g FE

Bunter Couscoussalat

6 Portionen

ZUTATEN

- 500 g Gemüsebrühe
- 0,5 TL Salz
- 330 g Couscous, vorgegart
- 120 g Möhren, geschält
- 2 Stangen Frühlingszwiebeln, ohne Strunk
- 100 g Salatgurke, geschält
- 100 g rote Paprika
- 100 g gelbe Paprika
- 60 g getrocknete Tomaten in Öl, abgetropft
- 6 grüne Oliven
- 1 cm Ingwer, frisch
- 25 g weißer Balsamicoessig
- 25 g Olivenöl
- 120 g Mais, Dose, abgetropft
- 8 TL Petersilie, TK oder frisch
- 150 g Tomaten, gewürfelt
- 150 g Feta, gewürfelt
- Frisch gemahlener Pfeffer

ZUBEREITUNG

- Zunächst den Couscous in die gesalzene, kochende Brühe geben, auf der Sanftrührstufe 5 Minuten im Linkslauf erwärmen und danach umfüllen.
- Danach Möhren, Frühlingszwiebeln, Salatgurke und Paprika in grobe Stücke teilen und zusammen mit den getrockneten Tomaten, Oliven und Ingwer 5 Sekunden auf Stufe 5 mixen.
- Diese Mischung zusammen mit dem Couscous unter die restlichen Zutaten mischen, mit den Gewürzen abschmecken.
- Zum Abschluss mit Petersilie garnieren.

Punkte (pro Portion): 8
Nährwerte (pro Portion): 283 kcal, 20 g KH, 10 g EW, 17 g FE

Quinoa-Salat

ZUTATEN

4 Portionen

- 1000 g Wasser
- 1 EL Gewürzpaste für Gemüsebrühe, selbst gemacht
- 150 g Quinoa, bunte
- 400 g Mais, Dose
- 2 TL Salz
- 4 Prisen Pfeffer
- 4 EL Olivenöl
- 4 Tomaten, à 80 g, in groben Würfeln
- 1 Avocado, reif, gewürfelt
- 20 Blättchen Minze
- 150 g Joghurt, 3,8 % Fett
- 2 EL Zitronensaft
- 0,5 TL Zucker

ZUBEREITUNG

- Zuerst den Mixtopf nehmen und Gewürzpaste und Wasser einfüllen, dann die Quinoa im Gareinsatz sowie den Mais im Varoma einwiegen und bei 100 Grad auf Stufe 2 für 25 Minuten kochen.
- Mit dem Spatel den Einsatz lösen, die Quinoa abtropfen lassen und in ein Gefäß füllen.
- Öl, Mais, Tomaten, Avocado, 1,5 TL Salz und 2 Prisen Pfeffer unter die Quinoa heben.
- Die restlichen Zutaten für den Minzjoghurt in den ausgespülten Mixtopf geben, um alles auf Stufe 8 für 3 Sekunden zu mischen. Den Joghurt nach unten schieben und erneut für 3 Sekunden auf Stufe 6 mixen, bis eine homogene Masse entstanden ist.
- Den Salat mit Minze und Joghurt anrichten.

Punkte (pro Portion): 11
Nährwerte (pro Portion): 417 kcal, 42 g KH, 10 g EW, 20 g FE

Spitzkohl-Möhren-Slaw

ZUTATEN
8 Portionen

- 100 g Mangos
- 30 g Zitronensaft
- 200 g Joghurt
- 125 g Mayonnaise
- 1 TL Salz
- 0,5 TL Pfeffer
- 400 g Möhren
- 900 g Spitzkohl

ZUBEREITUNG

- Zunächst die Mango auf Stufe 8 für 30 Sekunden zerkleinern, dann Zitronensaft, Joghurt, Mayonnaise und Gewürze zugeben, auf Stufe 4 kurz mischen und umfüllen.
- Nun die Möhren in den Mixtopf geben und für 5 Sekunden auf Stufe 5 zerkleinern, in die Schüssel geben, den Spitzkohl für 10 Sekunden auf Stufe 4,5 klein hacken und ebenfalls in die Schüssel geben, um alles gut zu vermischen.
- Den Möhren-Spitzkohl-Slaw 30 Minuten ziehen lassen, um ihn dann abzuschmecken und zu servieren.

Punkte (pro Portion): 4
Nährwerte (pro Portion): 220 kcal, 15 g KH, 4 g EW, 14 g FE

Kartoffelgerichte

Gemüsepuffer mit Quark

ZUTATEN
4 Portionen

- 4 Kartoffeln
- 3 Möhren
- 1 kleine Zwiebel
- 1 Ei
- 2 EL Haferflocken
- 4 EL Petersilie
- 1 TL Suppengrundstock
- 100 g Magerquark
- 2 TL saure Sahne
- 1 Salatgurke
- 100 Mehl
- 2 EL Rapsöl
- Kräutersalz zum Abschmecken

ZUBEREITUNG

- Die Kartoffeln und Möhren schälen und in grobe Stücke schneiden.
- Zusammen mit der Zwiebel, dem Ei, den Haferflocken, 2 EL Petersilie und dem Suppengrundstock in den Mixtopf geben.
- Alles auf Stufe 7 gut pürieren.
- Bei Stufe 3 nach und nach das Mehl hineinmischen, bis ein Teig entsteht.
- In einer Pfanne Rapsöl erhitzen und mit einem Esslöffel den Teig in die Pfanne geben und ausbacken.
- Für die Quarksauce: Magerquark, saure Sahne, 2 EL Petersilie, Salatgurke und Kräutersalz auf der Stufe 7 gut mixen.

Punkte (pro Portion): 6
Nährwerte (pro Portion): 274 kcal, 41 g KH, 9 g EW, 8 g FE

Apfel-Möhren-Rösti

ZUTATEN

4 Portionen

- 150 g Möhren
- 1 Apfel, säuerlich
- 400 g Kartoffeln, festkochend
- 2 Eigelb
- Salz
- Pfeffer
- Butterschmalz

ZUBEREITUNG

- Die Möhren und Kartoffeln waschen, schälen und klein schneiden und in den Mixtopf geben.
- Den Apfel waschen und hinzugeben.
- Alles auf Stufe 5 fein raspeln.
- Anschließend die Eigelbe hinzugeben.
- Mit Salz und Pfeffer verfeinern und im Linkslauf rühren.
- Zum Braten das Schmalz in einer beschichteten Pfanne erhitzen.
- Für eine Rösti 2 EL der Möhrenmischung in die Pfanne geben, flach drücken und ausbacken.
- Vor dem Servieren die Rösti auf Küchenpapier abtropfen lassen.

Punkte (pro Portion): 4
Nährwerte (pro Portion): 164 kcal, 23 g KH, 4 g EW, 6 g FE

Gemüseburger

ZUTATEN
2 Portionen

- 2 Eier
- 1 Zwiebel
- 200 g Möhren
- 200 g Kartoffeln
- 100 g Paprika
- 1 Dose Mais
- 3 EL 5-Korn-Flocken
- 5 EL Stärke
- Salz
- Pfeffer
- Fett zum Anbraten

ZUBEREITUNG

- Zwiebel, Möhren und Kartoffeln schälen und klein schneiden.
- Die Paprika säubern und zusammen mit der Zwiebel, den Möhren und Kartoffeln in den Mixtopf geben.
- Auf Stufe 5 für 30 Sekunden zerkleinern.
- 3 EL 5-Korn-Flocken, 5 EL Stärke sowie Salz und Pfeffer hinzugeben und verrühren.
- Dann die Dose Mais hinzugeben und im Linkslauf verrühren.
- Aus der Masse Burger formen und im heißen Fett anbraten.

Punkte (pro Portion): 6
Nährwerte (pro Portion): 455 kcal, 75 g KH, 16 g EW, 9 g FE

Kartoffelpüree

ZUTATEN
4 Portionen

- 800 g Kartoffeln, mehlig kochend
- 400 g Milch, fettarm
- 50 g Butter
- 2 TL Salz
- 1 Prise Muskatnuss

ZUBEREITUNG

- Rühraufsatz auf den Mixtopf setzen.
- Die rohen Kartoffeln schälen, achteln und in den Mixtopf geben.
- Milch, Butter und Gewürze hinzugeben und für 25 Minuten bei 100 Grad auf Stufe 2 garen.
- Zum Schluss die Kartoffeln auf Stufe 3 für 5 Sekunden pürieren.

Punkte (pro Portion): 11
Nährwerte (pro Portion): 304 kcal, 39 g KH, 7 g EW, 12 g FE

Cremiges Kartoffelgulasch

ZUTATEN
Für 4 Personen

- 3 Zwiebeln, halbiert
- 1 Knoblauchzehe
- 20 g natives Olivenöl extra
- 1000 g Kartoffeln, geschält, in mundgerechte Würfel geschnitten
- 100 g Möhren, gewürfelt
- 50 g Knollensellerie, in kleinen Würfeln
- 1 TL Tomatenmark
- 1 TL brauner Zucker
- 0,5 TL Salz
- Je 1 TL getrockneter Majoran und Paprikapulver
- 1 TL Gemüse-Gewürzpaste
- 1 Msp. Cayennepfeffer
- 400 g Wasser
- 350 g passierte Tomaten
- 50 g Sahne

ZUBEREITUNG

- Für 5 Sekunden auf Stufe 5 Zwiebeln und Knoblauch in den Mixtopf geben, nach unten schieben und bei 100 Grad für 3 Minuten auf Stufe 1 anbraten, nachdem das Öl dazugegeben wurde.
- Die restlichen Zutaten bis auf Tomaten und Sahne hinzufügen und für 2 Minuten bei 100 Grad im Linkslauf auf Stufe 1 kochen.
- Nun die passierten Tomaten dazugeben, alles für 25 Minuten bei 100 Grad im Linkslauf auf Stufe 0,5 kochen und schließlich, nachdem die Sahne hinzugegeben wurde, auf Stufe 1 für 2 Minuten bei 90 Grad im Linkslauf kochen.
- Mit Salz und Pfeffer abschmecken.

Punkte (pro Portion): 4
Nährwerte (pro Portion): 497 kcal, 54 g KH, 18 g EW, 23 g FE

Kartoffelspalten mit Guacamole

ZUTATEN
5 Portionen

- 50 g natives Olivenöl extra
- 1 TL edelsüßes Paprikapulver
- 0,5 TL rosenscharfes Paprikapulver
- 0,75 TL getrockneter Oregano
- 1,25 TL Salz
- 8 Prisen schwarzer Pfeffer, frisch gemahlen
- 1000 g Kartoffeln, mit Schale, in dünnen Spalten
- 50 g Polenta (Maisgrieß)

- 1 rote Paprika, in Stücken
- 1 Peperoni, in Stücken
- 1 Knoblauchzehe
- 0,5 TL Kreuzkümmelsamen
- 1 rote Zwiebel, halbiert
- Blättchen von 12 Stielen Koriander, zzgl. Koriander zum Garnieren
- 2 Avocados, geschält und entsteint, in Stücken
- 20 g Limettensaft

ZUBEREITUNG

- Zuerst ein Backblech auf die mittlere Schiene schieben und auf 230 Grad Ober- und Unterhitze einstellen.
- Danach den Mixtopf nehmen und das Öl, Paprikapulver, Oregano, 0,75 TL Salz und Pfeffer für 5 Sekunden auf Stufe 5 mischen, in ein Gefäß geben und Polenta und Kartoffeln untermischen.
- Auf dem Backblech für 25–30 Minuten goldbraun backen.
- Die Paprika in den gewaschenen Mixtopf geben, für 3 Sekunden auf Stufe 4 hacken, umfüllen und Knoblauch, Peperoni, Salz und Kreuzkümmel auf Stufe 10 für 10 Sekunden hacken.
- Nun alles nach unten schieben, Koriander und Zwiebel hinzugeben und 6 Sekunden lang auf Stufe 6 hacken. Avocado, Limettensaft und Paprika auf Stufe 4,5 für 3 Sekunden unterrühren, in eine Schüssel füllen und mit den Kartoffeln anrichten.

Punkte (pro Portion): 11
Nährwerte (pro Portion): 395 kcal, 44 g KH, 6 g EW, 18 g FE

Hähnchengerichte

Hähnchen-Gemüse-Frikadellen

ZUTATEN

6 Portionen

- 500 g Hähnchenfilet
- 3 Möhren
- 1 Zwiebel
- 100 g Bohnen, Dose
- 1 Kartoffel
- 100 g Mais, Dose
- 1 Ei
- 30 g Paniermehl
- Salz
- Pfeffer
- 1 TL Senf
- 1 TL Tomatenmark

ZUBEREITUNG

- Hähnchenfilet 30 Sekunden auf Stufe 5 zerkleinern und umfüllen.
- Bohnen und Mais waschen und abtropfen lassen, restliches Gemüse schälen und grob zerkleinern.
- Alles Gemüse in den Mixtopf geben und 15 Sekunden auf Stufe 5 zerkleinern.
- Zerkleinertes Hähnchenfilet dazugeben.
- Ei, Paniermehl, Gewürze, Senf und Tomatenmark dazugeben und 2 Minuten im Linkslauf auf Stufe 5 mischen.
- Aus der Masse Frikadellen formen.
- Im Backofen bei 200 Grad für circa 30 Minuten ausbacken.

Punkte (pro Portion): 1
Nährwerte (pro Portion): 199 kcal, 20 g KH, 22 g EW, 3 g FE

Hähnchen-Tomaten-Geschnetzeltes

ZUTATEN
4 Portionen

- 400 g Hähnchenfleisch, geschnetzelt
- 3 EL Sojasoße
- 250 g Reis
- 1 Zwiebel
- 1 Knoblauchzehe
- 1 TL Olivenöl
- 5 Tomaten, geviertelt
- 250 g Wasser
- 2 TL gekörnte Gemüsebrühe
- Pfeffer und Paprikapulver nach Geschmack

ZUBEREITUNG

- Das Hähnchenfleisch circa 30 Minuten in Sojasoße, Pfeffer und Paprikapulver einlegen und danach in den Varoma geben.
- Zwiebel und Knoblauch 5 Sekunden auf Stufe 5 zerkleinern.
- Mit dem Öl 3 Minuten auf Varoma-Stufe 1 andünsten.
- Tomaten hinzugeben und für 6 Sekunden auf Stufe 5 zerkleinern.
- Wasser und Gemüsebrühe hinzufügen, Gareinsatz einhängen.
- Reis einwiegen und kurz durchspülen.
- Varoma aufsetzen und für 25 Minuten auf Stufe 1 garen.

Punkte (pro Portion): 7
Nährwerte (pro Portion): 359 kcal, 46 g KH, 31 g EW, 4 g FE

Kinder-Chili

ZUTATEN
4 Portionen

- 200 g Geflügelwürstchen, in Scheiben
- 1 Zwiebel
- 20 g Öl
- 1 große Paprika
- 200 g Möhren
- 100 g Wasser
- 50 g Tomatenmark
- 1 Dose stückige Tomaten
- 150 g Mais
- 2 TL gekörnte Rinderbrühe
- 1 Dose Kidneybohnen

ZUBEREITUNG

- Die Zwiebel schälen, vierteln und 3 Sekunden auf Stufe 8 zerkleinern.
- Mit dem Spatel nach unten schieben.
- Das Öl zugeben und 2 Minuten auf Stufe 1 dünsten.
- Möhren schälen und stückeln. Paprika säubern und vierteln. Zusammen in den Mixtopf geben und für 8 Sekunden auf Stufe 7 zerkleinern.
- Die restlichen Zutaten, bis auf die Würstchen, dazugeben und für 15 Minuten bei 100 Grad auf Stufe 1 garen.
- Die Würstchenscheiben zugeben und nochmals für 10 Minuten garen.
- Danach alles 10 Minuten abkühlen lassen.

Punkte (pro Portion): 5
Nährwerte (pro Portion): 296 kcal, 29 g KH, 8 g EW, 16 g FE

Hähnchenbrust mit Brokkoli

ZUTATEN
4 Portionen

- 4 Stück Hähnchenbrust
- 200 g Reis
- 400 g Brokkoli, in Röschen
- 1 halbe Paprika, rot, in Stücken
- 1000 g Wasser
- 2 TL Suppenwürze
- Salz

- Pfeffer
- 0,5 TL Öl
- 0,5 TL Salz
- 2 Schmelzkäseecken
- 20 g Schmand
- 20 g Tomatenmark
- Kräutersalz nach Geschmack

ZUBEREITUNG

- Hähnchenfilets mit Salz und Pfeffer würzen, dann mit Öl und den restlichen Gewürzen einreiben.
- Backpapier anfeuchten und den Varoma-Einlegeboden bedecken, die oberen Schlitze frei lassen.
- Hähnchenfilets darauflegen.
- Brokkoli-Röschen in den Varoma geben, die Paprikastücke darüber streuen und mit Kräutersalz würzen.
- Wasser in den Mixtopf füllen, Garkorb einhängen und Reis einwiegen.
- Suppenwürze zugeben und unter den Reis rühren.
- Mixtopf verschließen und Varoma aufsetzen. 20 Minuten im Varoma auf Stufe 1 garen.
- Varoma und Garkorb warm stellen und aus der restlichen Garflüssigkeit (400 g) die Soße herstellen.
- Dafür die restlichen Zutaten für die Soße zugeben.
- Mixtopf verschließen, Messbecher aufsetzen und für ca. 4 Minuten bei 100 Grad auf Stufe 3 kochen.

Punkte (pro Portion): 7
Nährwerte (pro Portion): 591 kcal, 42 g KH, 62 g EW, 17 g FE

Kinder-Gulasch

ZUTATEN
4 Portionen

- 1 Zwiebel
- 20 g Öl
- 3 Möhren
- 80 g Tomatenmark
- 500 g passierte Tomaten
- 300 g Wasser
- 2 TL gekörnte Gemüsebrühe
- 1 TL Pizzagewürz
- 5 Bockwürste
- 150 g Mais, Dose
- Pfeffer

ZUBEREITUNG

- Zwiebel und Möhren in den Mixtopf geben und fein zerkleinern.
- Öl zugeben und 4 Minuten auf Varoma-Stufe 1 dünsten.
- Tomatenmark dazu und für weitere 3 Minuten dünsten.
- Passierte Tomaten, Wasser und alle Gewürze dazu und für weitere 4 Minuten aufkochen.
- Die Würstchen in Scheiben schneiden und zusammen mit dem Mais hinzugeben.
- Für weitere 10 Minuten im Linkslauf bei 100 Grad auf Stufe 1 kochen.

Punkte (pro Portion): 7
Nährwerte (pro Portion): 567 kcal, 27 g KH, 24 g EW, 38 g FE

Hähnchen-Gemüse-Reis-Topf

ZUTATEN
4 Personen

- 500 g Hähnchenbrustfilet, in mundgerechte Stücke geschnitten
- 1 Zwiebel
- 2 Knoblauchzehen
- 1 EL Butter
- 200 g Reis
- 1 l Wasser
- 1 TL gekörnte Gemüsebrühe
- Mischgemüse
- 1 rote Paprika, in Streifen geschnitten
- 1 gelbe Paprika, in Streifen geschnitten
- 1 Möhre, in Scheiben geschnitten
- 1 Zucchini, in Scheiben geschnitten
- etwas Mais und Kidneybohnen, Dose

Soße

- 250 g Garflüssigkeit
- 2 EL Zitronensaft
- 20 g Speisestärke
- Salz, Pfeffer, Muskat und Cayennepfeffer zum Abschmecken

ZUBEREITUNG

- Fleisch mit Salz und Pfeffer würzen und in den Varoma-Einlegeboden legen.
- Gemüse in den Varoma geben und etwas salzen.
- Zwiebel und Knoblauch in den Mixtopf geben und 5 Sekunden auf Stufe 5 zerkleinern.
- Butter dazugeben und 5 Minuten auf Varoma-Stufe 1 dünsten.
- Wasser und die Gemüsebrühe in den Mixtopf geben, Gareinsatz einhängen und Reis zugeben.
- Varoma mit Deckel aufsetzen und alles 25 Minuten auf Varoma-Stufe 1 kochen.
- Varoma und Garkörbchen beiseitestellen, warmhalten.
- Garflüssigkeit auffangen und Soßen-Zutaten zugeben.
- 5 Sekunden auf Stufe 5 mixen.
- 5 Minuten bei 100 Grad auf Stufe 2 aufkochen.

Punkte (pro Portion): 8
Nährwerte (pro Portion): 503 kcal, 55 g KH, 41 g EW, 10 g FE

Hähnchen-Saté

ZUTATEN
Für 4 Portionen

- 500 g Hähnchenbrustfilets, ohne Haut, in Stücken (1–2 cm)
- 40 g Sweet Chilisauce
- 20 g Sojasoße
- 40 g Olivenöl
- 1 EL Sesamöl, geröstet
- 750 g Wasser
- 2 EL Limettensaft
- 1 TL Koriander, gemahlen

- 1 TL Kreuzkümmel, gemahlen
- 0,5 TL Chiliflocken
- 100 g Erdnüsse, geröstet, gesalzen
- 30 g Zitronengras, frisch, äußere Blätter entfernt, das Weiße in Stücken
- 2 Knoblauchzehen
- 2 Frühlingszwiebeln, in Stücken

- 1 EL brauner Zucker
- 200 g Kokosmilch, fettreduziert
- 2 EL Fischsauce
- 1 TL Salz
- 3 Prisen Pfeffer
- 100 g Geflügelbrühe
- 8 Stängel Koriandergrün, abgezupft

ZUBEREITUNG

- Zuerst den Mixtopf nehmen und die Chilisauce, Sojasoße, die Hälfte des Olivenöls, Sesamöl, 50 g Wasser, 1 EL Limettensaft, gemahlenen Koriander, Kreuzkümmel und Chiliflocken auf Stufe 4 für 10 Sekunden gut durchrühren.
- Die auf Spieße gesteckten Hähnchenstücke darin wenden und 1 Stunde marinieren lassen.
- Die Erdnüsse im abgespülten Mixtopf für 8 Sekunden auf Stufe 6 hacken und in einem anderen Gefäß beiseitestellen.
- Dann Zitronengras, Knoblauch und Frühlingszwiebeln für 6 Sekunden auf Stufe 7 hacken, nach unten schieben und mit Öl und Zucker ohne Messbecher auf Varoma-Stufe 1 für 3 Minuten erhitzen.
- Die restlichen Zutaten, bis auf das Wasser, für 5 Minuten auf Varoma-Stufe 2 garen, umfüllen und danach 700 g Wasser in den Mixtopf geben.
- Die Spieße auf den Varoma-Einlegeboden legen und diesen in den Varoma-Behälter einsetzen.
- Gut verschließen, um sie für 10 Minuten auf Varoma-Stufe 2 zu garen.
- Dann die Spieße einmal wenden und mit Marinade bestreichen und für weitere 5 Minuten auf Varoma-Stufe 2 garen.
- Zum Schluss mit der Erdnusssoße und dem Koriander anrichten.

Punkte (pro Portion): 13
Nährwerte (pro Portion): 558 kcal, 18 g KH, 39 g EW, 36 g FE

Hähnchen-Bällchen

ZUTATEN
4 Portionen

- Wasser, zum Einweichen
- 10 Stängel Koriandergrün
- 20 g Ingwer, frisch, in dünnen Scheiben
- 1 Knoblauchzehe
- 1 rote Chilischote, frisch, entkernt
- 600 g Hähnchenbrustfilets, in Stücken (2 cm), angefroren
- 2 TL Salz
- 4 Prisen Pfeffer
- 25 g grüne Curry-Paste, (Asia-Laden)
- 2 EL Tomatenmark
- 1,5 EL brauner Zucker
- 2 EL Limettensaft
- 700 g Wasser
- 4 EL Pflanzenöl
- 200 g Ananas, frische, in Stücken

ZUBEREITUNG

- Während der Reis in kaltem Wasser einweicht, den Mixtopf nehmen und Ingwer, Knoblauch, Chili, und Koriander für 5 Sekunden auf Stufe 6 hacken.
- Den Inhalt umfüllen und die Hälfte des Hähnchens für 10 Sekunden auf Stufe 6 hacken.
- Ebenfalls umfüllen und den Rest des Fleisches für erneute 10 Sekunden zerkleinern, dann die Koriandermischung, 1,5 TL Salz, 2 Prisen Pfeffer und die andere Hälfte des Hähnchens 1 Minute unterkneten.
- Die Mischung mit feuchten Händen in 20 gleich große Bälle teilen und in den nun abgetropften Reiskörnern wälzen.
- Den Mixtopf waschen und die Bällchen auf den mit Backpapier ausgelegten Varoma-Boden legen und diesen einsetzen. Beim Auslegen jedoch sicherstellen, dass die Dampfschlitze nicht bedeckt sind.
- Nun die restlichen Zutaten für 30 Sekunden auf Stufe 5 in den Mixtopf geben, bis eine glatte Soße entstanden ist, und diese umfüllen.
- 600 g Wasser in den erneut ausgespülten Mixtopf geben, Varoma aufsetzen, 18 Minuten auf Varoma-Stufe 2 dampfgaren und danach mit der Soße anrichten.

Punkte (pro Portion): 2
Nährwerte (pro Portion): 456 kcal, 46 g KH, 38 g EW, 11 g FE

Bällchen und Bratlinge

Kichererbsenbällchen

ZUTATEN

4 Portionen

- 150 g Kichererbsen
- 50 g Grieß
- 2 Stängel Petersilie
- 1 Knoblauchzehe
- 2 EL Semmelbrösel
- 1 Eigelb
- Salz und Pfeffer nach Geschmack
- Sesam zum Wälzen
- Öl zum Braten

ZUBEREITUNG

- Den Grieß mit 150 ml heißem Wasser übergießen und ca. 5 Minuten quellen lassen.
- Die Knoblauchzehe und die Petersilie auf Stufe 5 zerkleinern.
- Dann die Kichererbsen hinzugeben und pürieren.
- Die gesamten restlichen Zutaten bis auf den Sesam hinzugeben und mit Salz und Pfeffer abschmecken.
- Alles auf Stufe 4 noch einmal vermischen.
- Aus der Masse kleine Kugeln formen und in Sesam wälzen.
- Zuletzt in einer Pfanne mit genügend Öl plattgedrückt braten.

Punkte (pro Portion): 2
Nährwerte (pro Portion): 127 kcal, 18 g KH, 5 g EW, 4 g FE

Hanfbratlinge

ZUTATEN
4 Portionen

- 2 große Möhren
- 1 Zwiebel
- 1 Handvoll Petersilie
- 2 Eier
- 100 g Hanfsamen, ungeschält
- 100 g Haferflocken
- 80 g Semmelbrösel
- Koriander, Salz und Pfeffer nach Geschmack
- Öl zum Anbraten

ZUBEREITUNG

- Die Möhren und die Zwiebel schälen und in Stücke schneiden.
- Diese zusammen mit der Petersilie für circa 10 Sekunden auf Stufe 5 klein raspeln.
- Die restlichen Zutaten dazugeben und alles gut vermengen.
- Aus dieser Masse Bratlinge formen und in einer Pfanne in Öl anbraten.
- Dazu passen Salat und eine Joghurtsoße.

Punkte (pro Portion): 8
Nährwerte (pro Portion): 366 kcal, 34 g KH, 14 g EW, 18 g FE

Zucchinibällchen

ZUTATEN

4 Portionen

- 1 kg Zucchini
- 250 g Schafskäse
- 2 Eier
- 1 Tasse Semmelbrösel
- Petersilie, feingehackt
- 1 Tasse Mehl
- Salz und Pfeffer nach Geschmack
- Öl zum Braten

ZUBEREITUNG

- Die Zucchini schälen und Kerne entfernen.
- Auf Stufe 4 für eine Minute zerkleinern.
- Anschließend salzen und in ein Sieb umfüllen.
- Eine Stunde ruhen lassen und danach gut auspressen.
- Den Käse auf Stufe 7 reiben.
- Die Zucchini und die restlichen Zutaten hinzugeben.
- Alles auf Stufe 2 für 40 Sekunden durchmischen.
- Falls die Mischung noch nicht fest genug ist, noch etwas mehr Mehl hinzufügen.
- Aus der Masse nun kleine Bällchen formen und in heißem Öl braten.

Punkte (pro Portion): 13
Nährwerte (pro Portion): 418 kcal, 33 g KH, 21 g EW, 21 g FE

Dinkel-Linsen-Bratlinge

ZUTATEN
5 Portionen

- 50 g Dinkelkörner
- 50 g Pardina-Linsen
- 1 mittelgroße Möhre
- 1 Knoblauchzehe
- 1 kleine Zwiebel
- 0,5 TL Salz
- Pfeffer nach Geschmack
- Gehackte Kräuter nach Geschmack
- 2 Eier
- 8 EL Paniermehl
- 200 g Wasser

ZUBEREITUNG

- Den Dinkel für 10 Sekunden auf Stufe 10 grob schroten.
- Die Linsen und das Wasser hinzugeben und für 12 Minuten im Linkslauf bei 100 Grad auf Stufe 2 kochen lassen.
- Den Dinkel-Linsen-Brei umfüllen.
- Die Möhre, den Knoblauch und die Zwiebel in den Mixtopf geben und für 5 Sekunden auf Stufe 5 zerkleinern.
- Dazu den Dinkel-Linsen-Brei geben.
- Mit Salz, Pfeffer und Kräutern würzen.
- Zum Schluss die Eier und das Paniermehl hinzufügen.
- Auf Stufe 5 im Linkslauf für 15 Sekunden verrühren.
- Aus dieser Masse Bratlinge formen und in einer Pfanne braten, bis sie die gewünschte Bräune erreicht haben.

Punkte (pro Portion): 3
Nährwerte (pro Portion): 170 kcal, 27 g KH, 8 g EW, 3 g FE

Köttbullar mit Preiselbeeren (Schwedische Hackfleischbällchen)

ZUTATEN
6 Portionen

- 1 Zwiebel, halbiert
- 600 g gemischtes Hackfleisch
- 2 TL Tomatenmark
- 1 TL mittelscharfer Senf
- Salz nach Geschmack
- Schwarzer Pfeffer, frisch gemahlen, nach Geschmack

- 800 g Wasser
- 1,5 TL Gemüse-Gewürzpaste
- 2 EL Rapsöl
- 1 TL Mehl, Type 405
- 150 g Rama Cremefine
- 80 g Preiselbeeren, Glas
- Petersilie zum Garnieren

ZUBEREITUNG

- Zunächst die Zwiebel für 5 Sekunden auf Stufe 6 im Mixtopf zerkleinern und dann nach unten schieben.
- Nun für 20 Sekunden im Linkslauf auf Stufe 4 Hackfleisch, 1 TL Tomatenmark, Senf, 1 TL Salz sowie 2 Prisen Pfeffer mischen und die ca. 20 Kugeln, die daraus geformt werden, auf den Einlegeboden und den Varoma aufteilen.
- Wasser mit Gewürzpaste in den Mixtopf füllen, Varoma aufsetzen und die Bällchen für 25 Minuten auf Varoma-Stufe 2 garen.
- Danach die Bällchen im Öl anbraten, zur Seite stellen und 200 g der Garflüssigkeit aus dem Mixtopf aufheben.
- In derselben Pfanne Mehl und Tomatenmark kurz erhitzen, dann mit Sahne und Garflüssigkeit auffüllen und mit 0,5 TL Salz sowie 2 Prisen Pfeffer würzen.
- Zum Schluss die Bällchen mit der Soße und den Preiselbeeren servieren, garniert mit Petersilie.

Punkte (pro Portion): 11
Nährwerte (pro Portion): 277 kcal, 5 g KH, 17 g EW, 20 g FE

Falafel-Burger

ZUTATEN
2 große oder 4 kleine Portionen

- 25 g frischer Koriander
- 2 Knoblauchzehen
- 2 Frühlingszwiebeln
- 400 g Kichererbsen, Dose, abgetropft
- 1 TL gemahlener Kümmel
- 0,5 TL geräuchertes Paprikapulver
- 25 g Dinkelmehl, wahlweise Vollkorn
- 1 halbe Zitrone, Saft davon
- 20 g natives Olivenöl extra
- 0,5 TL grobes Meersalz
- 0,5 TL schwarzer Pfeffer

ZUBEREITUNG

- Zunächst Backofen auf 200 Grad Ober- und Unterhitze vorheizen, den Mixtopf nehmen, Knoblauch, Koriander sowie Frühlingszwiebeln für 2 Sekunden auf Stufe 7 hacken, nach unten schieben und schließlich die Kichererbsen, Kümmel, Paprikapulver, Dinkelmehl, Zitronensaft, Olivenöl, Salz und Pfeffer dazugeben.
- Nun alles für 10 Sekunden auf Stufe 6 mischen, bis die Masse homogen ist.
- Je nach Bedarf 2 große (mit 25-minütiger Backzeit) oder 4 kleine Bratlinge (mit 20-minütiger Backzeit) formen und auf einem mit Backpapier ausgelegten Blech verteilen.
- Nach dem Backen heiß oder kalt genießen.

Punkte (pro Portion): 4
Nährwerte (pro Portion): 335 kcal, 44 g KH, 12 g EW, 14 g FE

Fischgerichte

Selbstgemachte Fischstäbchen

ZUTATEN

5 Portionen

- 60 g Paniermehl
- 500 g Kabeljaufilet
- 1 Ei
- Öl zum Braten

ZUBEREITUNG

- Den Kabeljau in Streifen schneiden, so breit wie die Fischstäbchen sein sollen.
- Die Streifen im Ei und dann im Paniermehl wenden.
- Öl in einer Pfanne erhitzen und anschließend die Kabeljaustreifen anbraten.

Punkte (pro Portion): 3
Nährwerte (pro Portion): 186 kcal, 9 g KH, 22 g EW, 6 g FE

Lachs-Nudeln

ZUTATEN
4 Portionen

- 2 Stück TK-Lachsfilet, angetaut
- 750 g Wasser
- 1 geh. TL Salz
- 200 g Bandnudeln
- Soße
- 100 g Garflüssigkeit
- 100 g Sahne oder Cremefine
- 100 g Milch, fettarm
- 15 g Mehl
- 1 TL gekörnte Brühe oder Gewürzpaste
- 1 EL Kräuter nach Belieben
- Weißer Pfeffer nach Geschmack

ZUBEREITUNG
Lachs und Nudeln

- Die Lachsfilets in den Varoma-Einlegeboden geben.
- Wasser und Salz in den Mixtopf geben.
- Varoma einsetzen und 15 Minuten auf Varoma-Stufe 1 garen.
- Vorsichtig den Varoma entnehmen und die Nudeln einwiegen.
- Varoma wieder einsetzen und weitere 10 Minuten auf Varoma-Stufe 1 garen.
- Varoma abnehmen, Nudeln abgießen und Garflüssigkeit auffangen.

Soße

- Zutaten in den Mixtopf geben und 4 min bei 100 Grad auf Stufe 4 aufkochen.
- Zusammen mit dem Lachs und den Nudeln anrichten.

Punkte (pro Portion): 8
Nährwerte (pro Portion): 419 kcal, 41 g KH, 29 g EW, 15 g FE

Lachsfilet mit Bandnudeln und Brokkoli

ZUTATEN
4 Portionen

- 500 g Lachsfilet, 4 Stück à 125 g
- 1 Prise Pfeffer
- 1 Prise Salz
- 4 Scheiben Zitrone
- 400 g Brokkoli, in mundgerechten Stücken
- 280 g Bandnudeln, 70 g pro Person
- 1500 g Wasser
- 2 gestr. TL Salz für das Kochwasser
- 40 g Butter
- 40 g Mehl
- 1 Würfel Gemüsebrühe
- 20 g Zitronensaft
- 40 g Schnittlauch

ZUBEREITUNG

- Den Einlegeboden des Varomas mit Backpapier auslegen. Backpapier befeuchten.
- Lachsstücke auflegen, pfeffern, salzen und mit Zitronenscheiben belegen.
- Brokkoli in den Varoma-Behälter füllen.
- Wasser in den Mixtopf füllen, Salz hinzufügen, Bandnudeln in den Gareinsatz geben.
- Mixtopf schließen und Varoma aufsetzen.
- 20 Minuten auf Varoma-Stufe 1 garen.
- Mehl und Butter für die Soße in einem kleinen Becher abwiegen und auf die Seite stellen.
- Lachs, Brokkoli und Bandnudeln für die Zeit der Soßenzubereitung warm stellen, Mixtopf leeren, dabei 400 g der Garflüssigkeit in einem Extrabehälter auffangen.
- Butter und Mehl in den Mixtopf geben, Messbecher einsetzen.
- 3 Minuten bei 100 Grad auf Stufe 1 garen.
- Schmetterling aufsetzen.
- Die restlichen Zutaten sowie die aufgefangene Garflüssigkeit in den Mixtopf geben und 5 Minuten bei 90 Grad auf Stufe 1 köcheln.

Punkte (pro Portion): 14
Nährwerte (pro Portion): 660 kcal, 60 g KH, 43 g EW, 25 g FE

Nudelgerichte

Sommerspaghetti

ZUTATEN

6 Portionen

- 30 g Pinienkerne
- 2 Knoblauchzehen
- 50 g Basilikum
- 80 g Parmesan
- 1 TL Salz
- 1 Prise Pfeffer
- 80 g Olivenöl
- 300 g Spaghetti
- 10 Cocktailtomaten
- 1 Mozzarella, in Stücken

ZUBEREITUNG

- Pinienkerne kurz in einer Pfanne ohne Fett anbraten.
- Kerne dann in den Mixtopf geben und 10 Sekunden auf Stufe 10 mahlen.
- Den Knoblauch hinzufügen und für 6 Sekunden auf Stufe 10 hacken.
- Basilikum, Parmesan, Salz und Pfeffer zufügen und alles für 10 Sekunden auf Stufe 8 zerkleinern.
- Während der Mixtopf weiterhin auf Stufe 2 rührt, langsam das Olivenöl zugeben.
- Die Spaghetti in Salzwasser kochen und abgießen.
- Die Nudeln in eine heiße Pfanne geben und das Pesto unter die Nudeln heben.
- Cocktailtomaten und Mozzarella in Stücken dazugeben und kurz unterrühren.

Punkte (pro Portion): 13
Nährwerte (pro Portion): 398 kcal, 37 g KH, 17 g EW, 19 g FE

Spaghetti-Überraschung

ZUTATEN
4 Portionen

- 125 g Gouda
- 250 g Spaghetti
- 100 g Zwiebeln
- 1 TL Butter
- 50 g gekochte Schinkenwürfel
- 450 g TK-Spinat
- 80 g Wasser
- 1 EL Haferflocken
- Muskat, Salz und Pfeffer nach Geschmack
- 4 Eier

ZUBEREITUNG

- Den Gouda im Mixtopf auf Stufe 6 zerkleinern und umfüllen.
- Die Spaghetti nach Packungsanweisung kochen.
- Die Zwiebeln im Mixtopf auf Stufe 5 fein hacken.
- Butter und Schinken hinzugeben und für 3 Minuten bei 100 Grad auf Stufe 2 garen.
- Anschließend den Spinat, das Wasser und die Haferflocken hinzugeben und mit Salz, Pfeffer und Muskat würzen.
- Alles für 15 Minuten im Linkslauf auf Stufe 3 bei 100 Grad kochen.
- Die gekochten Spaghetti in 4 Portionen auf dem Backblech verteilen und mit den Fingern kleine Nester formen.
- In die Nester kommt zunächst der Käse und dann jeweils ein Ei.
- Diese Nester werden bei 180 Grad für circa 10 Minuten im Ofen gebacken.
- Zum Schluss werden die Nester auf die Teller gelegt und mit der Soße umrandet.

Punkte (pro Portion): 10
Nährwerte (pro Portion): 500 kcal, 52 g KH, 28 g EW, 19 g FE

Selbstgemachte Nudeln mit Schinkensoße

ZUTATEN
5 Portionen

- 1 EL Olivenöl
- 290 g Mehl
- 3 Eier
- 1 Prise Salz
- 40 g Butter
- 0,5 l Milch
- Pfeffer und Muskat nach Geschmack
- 6 Scheiben gekochter Schinken, gewürfelt

ZUBEREITUNG

- Für den Nudelteig: Olivenöl, Eier, 1 Prise Salz und 250 g Mehl in den Mixtopf geben und alles auf Stufe 6 für 1 Minute mixen.
- Anschließend den Teig aus dem Topf nehmen, durchkneten und dünn ausrollen. Nun mit beliebigen Ausstechern ausstechen.
- Für die Soße: Butter im Mixtopf bei 100 Grad auf Stufe 1 für 3 Minuten erhitzen.
- Mehl dazugeben und alles kurz durchmixen.
- Milch und Gewürze zugeben und für weitere 8 Minuten bei 90 Grad auf Stufe 4 kochen lassen.
- Zum Schluss noch die Schinkenwürfel zugeben und kurz auf Linkslauf stellen.
- Die Nudeln je nach Größe und gewünschter Bissfestigkeit 3–5 Minuten in kochendem Salzwasser garen, abgießen und mit der Soße servieren.

Punkte (pro Portion): 12
Nährwerte (pro Portion): 383 kcal, 48 g KH, 18 g EW, 12 g FE

Zucchini-Spaghetti

ZUTATEN

3 Portionen

- 270 g Vollkornnudeln
- 450 g Zucchini
- 50 g Zwiebeln
- 1 Zehe Knoblauch
- 10 g Tomatenmark
- 5 g Olivenöl
- 600 g Tomaten
- 175 g Quorn
- Salz und Pfeffer nach Geschmack
- 15 g Basilikum

ZUBEREITUNG

- Im Mixtopf 500 g Wasser und eine Prise Salz zum Kochen bringen bei 100 Grad auf Stufe 1.
- Vollkornnudeln nach Packungsanleitung bei 100 Grad auf Stufe 1 im Linkslauf bissfest garen, abgießen und beiseitestellen.
- Zucchini längs halbieren und in Streifen schneiden, damit eine Nudelform entsteht.
- Zwiebel und Knoblauch in den Mixtopf geben und 5 Sekunden auf Stufe 5 zerkleinern.
- Tomatenmark, Quorn und Olivenöl dazugeben und 3 Minuten auf Stufe 1 im Linkslauf bei 100 Grad anbraten.
- Mit den Tomaten und eventuell etwas Wasser ablöschen.
- Mit Salz und Pfeffer würzen, dann 20 Minuten auf Stufe 2 im Linkslauf bei 100 Grad einkochen lassen.
- Zucchini und Basilikum dazugeben und weitere 4 Minuten auf Stufe 2 im Linkslauf bei 90 Grad erhitzen. Mit den Nudeln servieren.

Punkte (pro Portion): 9
Nährwerte (pro Portion): 446 kcal, 69 g KH, 29 g EW, 5 g FE

Zucchini-Nudeln

ZUTATEN
1 Portion

- 300 g Zucchini, für die Nudeln
- 300 g Zucchini, für die Soße
- 1 Zitrone, Abrieb davon
- 1 Zitrone, Saft davon
- 30 g Nussmus
- 20 g Kräuter
- 30 g Wasser
- Pfeffer und Salz nach Geschmack
- 1 Zehe Knoblauch
- Hefeflocken nach Geschmack, zum Bestreuen

ZUBEREITUNG

- Nudeln
- 300 g Zucchini in Nudeln schneiden und in eine große Schüssel umfüllen.
- Soße
- 300 g Zucchini in grobe Stücke schneiden und in den Mixtopf geben.
- Dazu den Abrieb und den Saft der Zitrone, Nussmus, Kräuter, Wasser, Knoblauch und Gewürze geben.
- 1 Minute auf Stufe 10 zerkleinern, danach den Vorgang wiederholen und zwischendurch alles mit den Spatel nach unten schieben.
- Die Soße zu den Nudeln in die große Schüssel geben, abschmecken und nachwürzen und ein paar Hefeflocken darüber streuen.

Punkte (pro Portion): 8
Nährwerte (pro Portion): 456 kcal, 56 g KH, 22 g EW, 17 g FE

Möhrenspätzle

ZUTATEN
5 Portionen

- 300 g Möhren
- 200 g Milch, fettarm
- 350 g Mehl
- 2 Eier
- 2 TL Salz
- 1 TL Öl
- Muskat nach Geschmack

ZUBEREITUNG

- Möhren in den Mixtopf geben und für 10 Sekunden auf Stufe 4 zerkleinern.
- Milch hinzugeben und für 30 Sekunden auf Turbo zerkleinern.
- Die restlichen Zutaten hinzugeben und für circa 20 Sekunden auf Stufe 5 vermischen.
- Die Masse für circa 10 Minuten quellen lassen.
- Mittels einer Spätzlepresse wird die Masse kurz in gesalzenes, kochendes Wasser gegeben.
- Die Spätzle sind fertig, wenn sie an der Oberfläche schwimmen. Mit einem Schaumlöffel aus dem Wasser holen.

Punkte (pro Portion): 8
Nährwerte (pro Portion): 308 kcal, 56 g KH, 12 g EW, 3 g FE

Überbackene Maultaschen

ZUTATEN

5 Portionen

- 1 Packung Maultaschen
- 1 Mozzarella
- 3 Tomaten
- 25 g Butter
- 30 g Mehl
- 0,25 l Brühe
- 0,25 l Milch
- Salz, Pfeffer und Muskat nach Geschmack

ZUBEREITUNG

- Béchamelsauce
- Die Butter im Mixtopf für etwa 3 Minuten bei 100 Grad auf Stufe 1 schmelzen lassen.
- Das Mehl hinzufügen.
- 3 Minuten bei 100 Grad auf Stufe 1 anschwitzen.
- Anschließend die Brühe und die Milch hineingeben.
- Für 5 Minuten bei 100 Grad auf Stufe 4 aufkochen.
- Mit Salz, Pfeffer und Muskat abschmecken.
- Maultaschen
- Die Maultaschen in eine Auflaufform geben und mit der Béchamelsauce übergießen.
- Die Tomaten waschen, in Scheiben schneiden und auf den Maultaschen verteilen.
- Anschließend den Mozzarella in Scheiben schneiden und auf die Tomaten legen.
- Zuletzt die Auflaufform bei 200 Grad für 20 Minuten in den Backofen geben.

Punkte (pro Portion): 8
Nährwerte (pro Portion): 230 kcal, 21 g KH, 12 g EW, 10 g FE

Frische Tomatensoße (für Spaghetti)

ZUTATEN
4 Portionen

- 750 g frische Tomaten
- 30 g Tomatenmark
- 2 TL gekörnte Gemüsebrühe
- 100 g Sahne
- 2 TL Kräutersalz
- Salz und Pfeffer nach Geschmack

ZUBEREITUNG

- Tomaten halbieren, Strunk entfernen und die Tomatenhälften mit dem Tomatenmark in den Mixtopf geben.
- Die Gemüsebrühe hinzugeben und 20 Minuten bei 100 Grad auf Stufe 1 einkochen.
- Nach dem Einkochen für 10 Sekunden auf Stufe 10 passieren.
- Sahne und Kräutersalz hinzufügen und die Tomatensoße 30 Sekunden auf Stufe 5 cremig aufschlagen.
- Zum Schluss mit Salz und Pfeffer abschmecken.

Punkte (pro Portion): 4
Nährwerte (pro Portion): 135 kcal, 9 g KH, 3 g EW, 9 g FE

Ratatouille-Pasta

ZUTATEN
4 Portionen

- 40 g Parmesan, in Stücken
- 80 g Zwiebeln, halbiert
- 2 Zehen Knoblauch
- 1 rote Peperoni, entkernt, in Stücken
- 30 g Olivenöl
- 4 Prisen Salz
- Salz für das Kochwasser
- 300 g Tomaten, geviertelt
- 1 geh. TL Gewürzpaste für Gemüsebrühe, selbst gemacht, oder
- 1 Würfel Gemüsebrühe für 0,5 l Wasser
- 200 g Paprikaschoten, in Stücken (2 cm)
- 400 g Nudeln, kurze, z. B. Rigatoni
- 280 g Auberginen, in Würfeln (2 cm)
- 250 g Zucchini, längs halbiert, in Scheiben (1 cm)
- 2 Prisen Pfeffer
- 4 Stängel Basilikum, abgezupft

ZUBEREITUNG

- Zuerst den Mixtopf nehmen und den Parmesan für 10 Sekunden auf Stufe 10 hacken und umfüllen.
- Knoblauch, Peperoni, Olivenöl und Zwiebeln nun für 5 Sekunden auf Stufe 5 mixen. Nach unten schieben und auf Stufe 1 für 3 Minuten bei 120 Grad dünsten.
- Währenddessen einen Topf nehmen und gesalzenes Wasser erhitzen, um die Nudeln später darin zu kochen.
- Nun die Gewürzpaste, 4 Prisen Salz und die Tomaten zuerst für 5 Sekunden auf Stufe 7 hacken und dann für 3 Minuten auf Stufe 1 bei 120 Grad kochen.
- Danach auf 100 Grad herunterkühlen, die Paprika hinzufügen und für 3 Minuten im Linkslauf mitkochen.
- Die Nudeln nach Packungsanweisung kochen.
- Nun die Auberginen für 2 Minuten mitkochen und danach Zucchini und Pfeffer hinzufügen und für weitere 7 Minuten mitkochen.
- Wenn die Nudeln fertig sind, 100 g des Kochwassers auffangen und in den Mixtopf zum Gemüse geben.
- Zum Schluss das Gemüse unter die Nudeln mischen, mit Parmesan bestreuen und mit dem Basilikum garnieren.

Punkte (pro Portion): 8
Nährwerte (pro Portion): 522 kcal, 77 g KH, 19 g EW, 12 g FE

Spaghetti Bolognese mit Soja-Hack

ZUTATEN
4 Personen

- 1 Zwiebel, halbiert
- 1 Knoblauchzehe
- 1 Stange Staudensellerie, in Stücken
- 1 Möhre, in Stücken
- 25 g natives Olivenöl extra
- 40 g Tomatenmark
- 270 g Soja-Hack, nach Packungsanweisung ggf. eingeweicht
- 2 EL Zitronensaft
- 200 g Wasser
- 2 TL Gemüse-Gewürzpaste
- 3 Stiele Oregano, abgezupft
- 1 Lorbeerblatt
- 0,5 TL Salz
- 3 Prisen Schwarzer Pfeffer, frisch gemahlen
- 600 g stückige Tomaten, Dose
- 350 g Vollkornspaghetti

ZUBEREITUNG

- Zuerst den Mixtopf nehmen und Knoblauch und Zwiebel auf Stufe 7 für 3 Sekunden hacken.
- Danach Sellerie und Möhre hinzufügen, um diese auf Stufe 6 für 5 Sekunden zu zerkleinern, nach unten zu schieben und Öl hinzuzufügen.
- Nun alles auf Stufe 2 für 3 Minuten bei 120 Grad erhitzen, Tomatenmark und Soja-Hack dazugeben und alles bei 100 Grad für weitere 3 Minuten auf Stufe 2 garen.
- Mit Zitronensaft ablöschen und die restlichen Zutaten hinzufügen.
- Nun alles ohne Messbecher im Linkslauf auf Stufe 1 für 20 Minuten bei 90 Grad kochen und währenddessen die Nudeln nach Packungsanweisung kochen.
- Zum Schluss die Spaghetti mit der Soße anrichten.

Punkte (pro Portion): 12
Nährwerte (pro Portion): 505 kcal, 82 g KH, 24 g EW, 10 g FE

Spaghetti-Quiche

ZUTATEN
8 Portionen

- 300 g Mehl, zzgl. Mehl für die Arbeitsfläche
- 2 TL Salz
- 150 g Butter kalt, in Stücken, zzgl. Butter zum Einfetten
- 1200 g Wasser
- 4 Eier (Kl. M)
- 100 g Gouda, in Stücken
- 150 g Spaghetti
- 250 g Schmand
- 0,5 TL Pfeffer
- 3 Prisen Muskat
- 100 g gekochter Schinken, in Würfeln
- 100 g TK-Erbsen, aufgetaut
- 70 g Kirschtomaten, halbiert

ZUBEREITUNG
- Zuerst einen Teig aus Mehl, Butter, 1 Ei, 0,5 TL Salz und 30 g kaltem Wasser kneten, indem die Zutaten für 30 Sekunden auf Stufe 4 gemixt werden.
- Während die Teigkugel in Frischhaltefolie eingewickelt und kaltgestellt wird, den Gouda für 3 Sekunden auf Stufe 6 hacken und umfüllen.
- 1200 g Wasser mit 1 TL Salz im Mixtopf auf 100 Grad bei Stufe 1 erhitzen und die Nudeln darin ohne Messbecher bei 100 Grad im Linkslauf auf Stufe 1 nach Packungsangabe kochen und abgießen.
- Schmand, 3 Eier, 0,5 TL Salz, Pfeffer und Muskat auf Stufe 4 für 20 Sekunden mixen.
- Nun den Ofen auf 200 Grad vorheizen und den Teig auf einer bemehlten Fläche ausrollen, um ihn in eine eingefettete Springform zu legen, den Rand festzudrücken und den Boden mit einer Gabel einzustechen. Dabei darauf achten, dass der Rand des Teiges in der Form etwa 5 cm hoch ist.
- Zum Schluss Schinken, Spaghetti, Erbsen und 50 g Gouda in den Teig schichten und die Schmand-Mischung über die geschichteten Zutaten gießen.
- Nun Tomaten und Gouda darüber legen und bei 200 Grad für 45 Minuten auf der untersten Schiene backen.

Punkte (pro Portion): 18
Nährwerte (pro Portion): 545 kcal, 45 g KH, 17 g EW, 32 g FE

Fleischloses

Chili sin Carne

ZUTATEN

4 Personen

- 1 Knoblauchzehe
- 2 Zwiebeln, halbiert
- 2 Möhren, in Stücken
- 1 rote Paprika, in Stücken
- 1 gelbe Paprika, in Stücken
- 1 Zucchini, in Stücken
- 10 g Rapsöl
- 240 g Reis

- 30 g Tomatenmark
- 450 g Tomaten, Dose
- Getrocknetes Basilikum nach Geschmack
- 425 g Kidneybohnen, Dose
- 150 g Mais, Dose
- 100 g saure Sahne

ZUBEREITUNG

- Zuerst den Knoblauch für 3 Sekunden auf Stufe 5 im Mixtopf hacken.
- Möhren, Paprika, Zucchini und Zwiebeln auf Stufe 5 für 6 Sekunden zerkleinern, nach unten schieben und zusammen mit dem Öl im Linkslauf auf Varoma-Stufe 1 für 10 Minuten garen.
- Nun Tomaten, Tomatenmark, Basilikum hinzugeben und erneut für 15 Minuten bei 100 Grad im Linkslauf auf Stufe 1 kochen.
- Während das Gemüse kocht, den Reis in einem Topf nach Packungsanweisung kochen.
- Die Bohnen mit Flüssigkeit und dem Mais bei 100 Grad für 5 Minuten im Linkslauf auf Stufe 1 im Mixtopf mitkochen.
- Zum Schluss mit saurer Sahne und Reis servieren.

Punkte (pro Portion): 4
Nährwerte (pro Portion): 458 kcal, 76 g KH, 16 g EW, 9 g FE

Smoothies

Süßer Beeren-Smoothie

ZUTATEN:
4 Portionen

- 300 g TK-Beerenmischung
- 100 g Bananen
- 30 g Honig
- 500 g Orangensaft

ZUBEREITUNG

- Alle Zutaten für 30 Sekunden auf Stufe 10 mixen.
- Am besten gekühlt genießen.

Punkte (pro Portion): 4
Nährwerte (pro Portion): 133 kcal, 27 g KH, 2 g EW, 0 g FE

Wassermelonen-Smoothie

ZUTATEN
2 Portionen

- 1 halbe Wassermelone
- 250 g Eiswürfel

ZUBEREITUNG

- Zunächst die Wassermelone schälen und schneiden, um sie zusammen mit dem Eis auf Stufe 10 für 15 Sekunden zu mixen, bis eine homogene Masse entstanden ist.
- Mit Melonenstücken dekoriert servieren.

Punkte (pro Portion): 0
Nährwerte (pro Portion): 18 kcal, 4 g KH, 0 g EW, 0 g FE

Apfel-Bananen-Orangen-Smoothie

ZUTATEN
2 Portionen

- 1 Apfel, in Stücken
- 1 Banane, in Stücken
- 1 Orange, in Stücken
- 200 g Orangen- oder Multivitaminsaft

ZUBEREITUNG

- Apfel, Banane, Orange und Saft für 1–2 Minuten auf Stufe 10 pürieren, bis eine homogene Flüssigkeit entstanden ist.

Punkte (pro Portion): 3
Nährwerte (pro Portion): 202 kcal, 46 g KH, 2 g EW, 1 g FE

Apfelkuchen-Smoothie

ZUTATEN
4 Portionen

- 4 Äpfel, geschält, geputzt und geviertelt
- 500 g Mandelmilch
- 250 g Joghurt
- 0,5 TL Vanillemark
- 1 EL Honig
- 1 EL Mandelmus
- 8 EL Haferflocken
- 1 EL Flohsamenschalen (alternativ Leinsamen)
- 1 TL Zimt

ZUBEREITUNG

- Als Erstes alle Zutaten bis auf Haferflocken, Zimt und Flohsamenschalen für 20 Sekunden auf Stufe 10 in den Mixtopf geben.
- Schließlich die restlichen drei Zutaten hinzufügen, alles für 15 Sekunden auf Stufe 4 fein pürieren und gleich genießen.

Punkte (pro Portion): 5
Nährwerte (pro Portion): 234 kcal, 35 g KH, 8 g EW, 7 g FE

Deutschland Smoothie

ZUTATEN
2 Portionen

- 500 g Mango (etwa 3 Mangos)
- 1 TL brauner Zucker
- 100 g Himbeeren
- 300 g Erdbeeren
- 400 g TK-Blaubeeren
- 1 TL schwarze Lebensmittelfarbe

ZUBEREITUNG

- Zuerst die Mangos mit 1 TL Zucker für 20 Sekunden auf Stufe 10 mixen und in ein anderes Gefäß füllen.
- Nachdem der Mixtopf ausgespült ist, die Himbeeren, Erdbeeren und 1 TL Zucker auch für 20 Sekunden auf Stufe 10 mixen, umfüllen und den Mixtopf erneut ausspülen.
- Nun Blaubeeren mit 1 TL schwarzer Lebensmittelfarbe auch für 20 Sekunden auf Stufe 10 pürieren.
- Zum Schluss das gelbe Mangopüree als Basis in 2 Gläser füllen und danach das rote und zuletzt schwarze Püree darüber schichten.

Punkte (pro Portion): 1
Nährwerte (pro Portion): 287 kcal, 58 g KH, 5 g EW, 3 g FE

Nachspeisen

Erdbeer-Bananen-Eis

ZUTATEN

1 Portionen

- 1 Banane, tiefgefroren
- 150 g Erdbeeren, tiefgefroren
- 30 ml Milch, fettarm

ZUBEREITUNG

- Zuerst Banane und Erdbeeren in den Mixtopf geben.
- Dann für 20 Sekunden auf Stufe 10 zerkleinern und nach unten schieben.
- Milch hinzugeben und den Schmetterling aufsetzen.
- Zum Schluss alles für 1 Minute auf Stufe 4 cremig rühren.

Punkte (pro Portion): 1
Nährwerte (pro Portion): 189 kcal, 40 g KH, 4 g EW, 1 g FE

Fruchteis

ZUTATEN

8 Portionen

- 400 g gefrorene Früchte, z. B. Himbeeren oder Erdbeeren
- 2 frische Eiweiß
- 100 g Milch, 1,5%
- 2 TL Süßstoff, flüssig

ZUBEREITUNG

- Zuerst Beeren in den Mixtopf geben und 20 Sekunden auf Stufe 10 pürieren.
- Dann Eiweiß, Milch und Süßstoff zugeben und 10 Sekunden auf Stufe 6 verrühren.
- Mit dem Spatel das Eis etwas zur Seite schieben und den Rühraufsatz einsetzen.
- Nun für 2 Minuten auf Stufe 4 cremig aufschlagen und sofort servieren.

Punkte (pro Portion): 0
Nährwerte (pro Portion): 27 kcal, 4 g KH, 2 g EW, 0 g FE

Frozen-Yogurt-Eis

ZUTATEN

2 Portionen

Yogurt

- 250 g Naturjoghurt, z. B. griechische Art mit 2 % Fett
- 1 TL Honig

Erdbeersoße

- 100 g Erdbeeren, frisch oder TK, aufgetaut
- 1 TL Vanillezucker
- 1 TL Limetten- oder Zitronensaft

ZUBEREITUNG

Yogurt

- Die Zutaten für den Yogurt für 5 Minuten auf Stufe 4 cremig rühren.
- Falls Eismaschine vorhanden:
- Den Joghurt in eine Eismaschine füllen und für ca. 30 Minuten zum Eis rühren lassen.
- Ohne Eismaschine:
- Den Joghurt in einen Gefrierbeutel füllen und ins Eisfach geben, dabei alle 30 Minuten einmal kräftig durchkneten, sodass sich keine Eiskristalle bilden können. Nach ca. 3 Stunden ist das Eis fertig.
- Erdbeersoße
- Erdbeeren, Vanillezucker und Limettensaft 30 Sekunden auf Stufe 8 pürieren und kalt stellen.
- Yogurt-Eis mit der Soße abwechselnd in ein Glas füllen

Punkte (pro Portion): 3
Nährwerte (pro Portion): 106 kcal, 15 g KH, 5 g EW, 3 g FE

Himbeer-Kokos-Eis

ZUTATEN
4 Portionen

- 20 g Kokosraspel
- 60 g Zucker
- 500 g TK-Himbeeren
- 200 g Kokosmilch
- 50 g Sahne, 30%
- 20 g Zitronensaft
- 100 g frische Himbeeren, zum Garnieren

ZUBEREITUNG

- Zunächst die Kokosraspel ohne Öl in der Pfanne anbraten und abkühlen lassen.
- Unterdessen den Zucker in den Mixtopf geben und diesen auf Stufe 10 für 10 Sekunden laufen lassen, um den Zucker zu Pulver zu verarbeiten, Himbeeren dazugeben, erneut für 10 Sekunden auf Stufe 8 mixen und erneut nach unten schieben.
- Nun die restlichen Zutaten auf Stufe 4 für 30 Sekunden cremig mixen und mit Himbeeren und Kokosraspeln garnieren.

Punkte (pro Portion): 13
Nährwerte (pro Portion): 278 kcal, 23 g KH, 3 g EW, 16 g FE

Schokoladen-Eis ohne Zucker

ZUTATEN
1 Portion

- ca. 300 g gefrorene Bananen, in Scheiben (ca. 3 Stück)
- 1,5–2 EL Kakaopulver oder Backkakao
- 2 EL Joghurt, griechisch, am besten stichfest (vegane Alternative: Sojajoghurt)
- ggf. Zucker oder Agavendicksaft

ZUBEREITUNG

- Zuerst Bananenscheiben, Kakao und ggf. Süßmittel nach Wahl für 4 Sekunden auf Stufe 8 pürieren, nach unten schieben und den Joghurt dazugeben, um alles erneut für 3 Sekunden auf Stufe 8 mixen.
- Wenn das Eis nicht sofort gegessen wird, für eine weitere halbe Stunde kühlen.

Punkte (pro Portion): 3
Nährwerte (pro Portion): 330 kcal, 67 g KH, 7 g EW, 3 g FE

Wassermelonen-Eis

ZUTATEN
4 Portionen

- 0,5 l Milch, gefroren
- 400 g Wassermelone, gefroren
- 100 g brauner Zucker

ZUBEREITUNG

- Wassermelone, Milch und Zucker für 20 Sekunden auf Stufe 6–7 pürieren und zwischendurch die Zutaten wieder nach unten schieben, bis eine homogene Masse entstanden ist.
- Je nach Wunsch sofort genießen oder erneut in den Eisschrank stellen.

Punkte (pro Portion): 9
Nährwerte (pro Portion): 199 kcal, 39 g KH, 5 g EW, 2 g FE

Süßkartoffel-Bananen-Eis

ZUTATEN
4 Portionen

- 200 g Süßkartoffeln
- 3 reife Bananen
- optional: 1 EL Reissirup/Honig

ZUBEREITUNG

- Zuerst die geschälten Süßkartoffeln klein schneiden, kochen und kaltstellen.
- Währenddessen die Bananen klein schneiden und mit den Süßkartoffeln für mindestens 2 Stunden tiefkühlen.
- Nun den Mixtopf nehmen, alle Zutaten auf Stufe 10 für 25 Sekunden mixen und die Zeit gegebenenfalls erhöhen, bis eine homogene Masse entstanden ist.

Punkte (pro Portion): 3
Nährwerte (pro Portion): 130 kcal, 29 g KH, 2 g EW, 1 g FE

9 781647 800291